Knaur

Prof. Dr. Michael Hamm

Die GX-Diät

Knaur

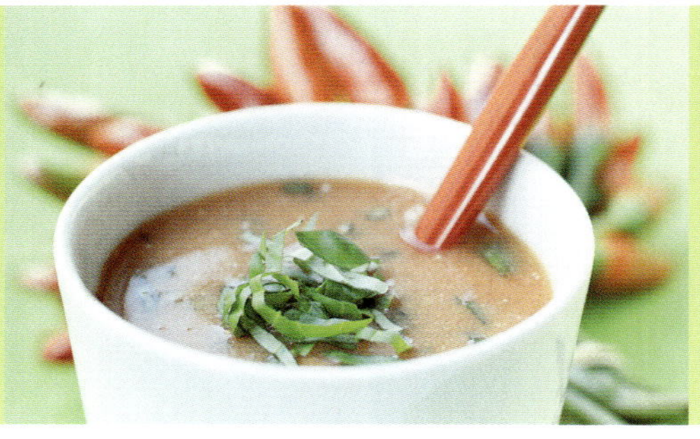

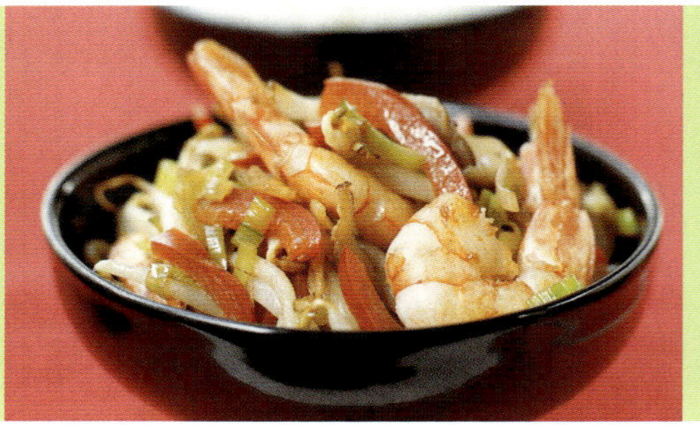

www.knaur-ratgeber.de

Prof. Dr. Michael Hamm

Die GX-Diät

- Für immer schlank mit dem glykämischen Index
- Die richtigen Kohlenhydrate für Ihr Glücks-Gefühl
- **Extra:** Mit 6-Wochen-Training für Ihre Fitness

Mit einem Sport- und Trainingsteil von Christoph Baur und Bernd Thurner

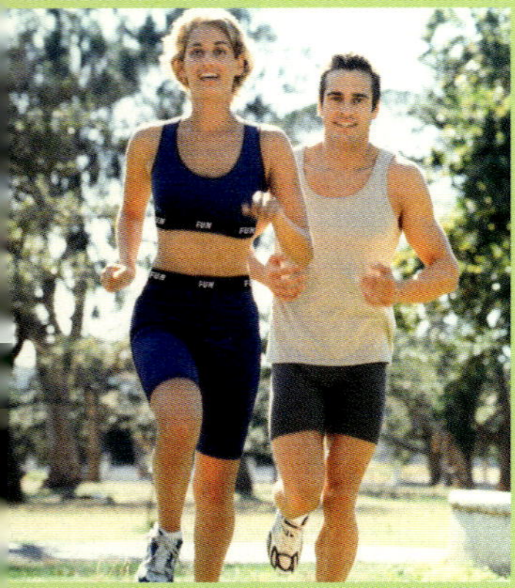

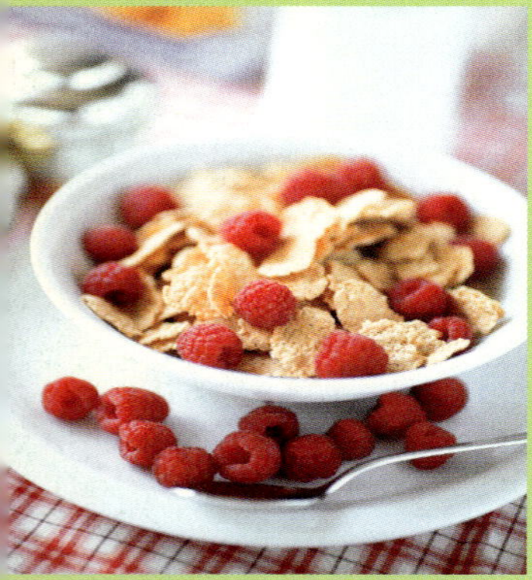

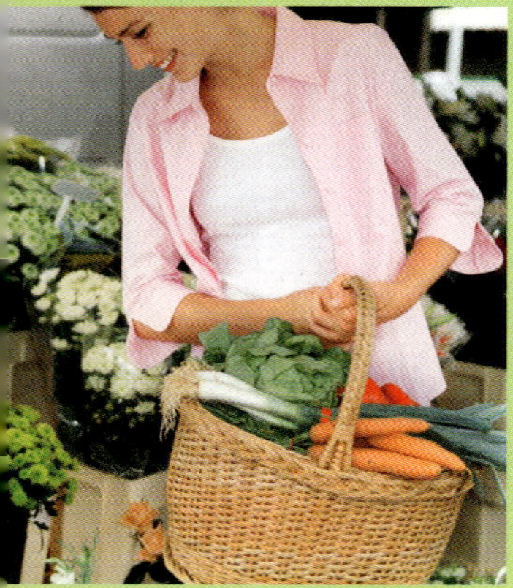

Inhalt

Halten Sie Ihre Energie in der Balance!

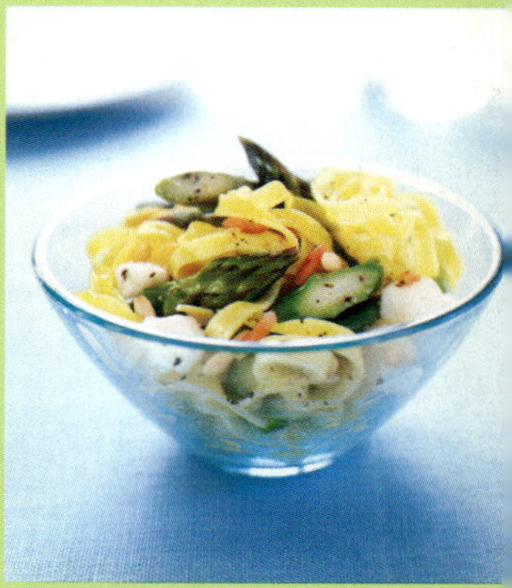

Der GLYX-Faktor in der Praxis

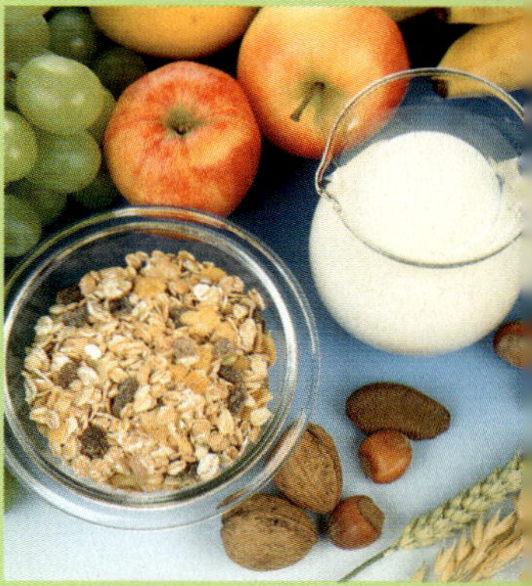

Schlanker Genuss: die besten GLYX-Rezepte

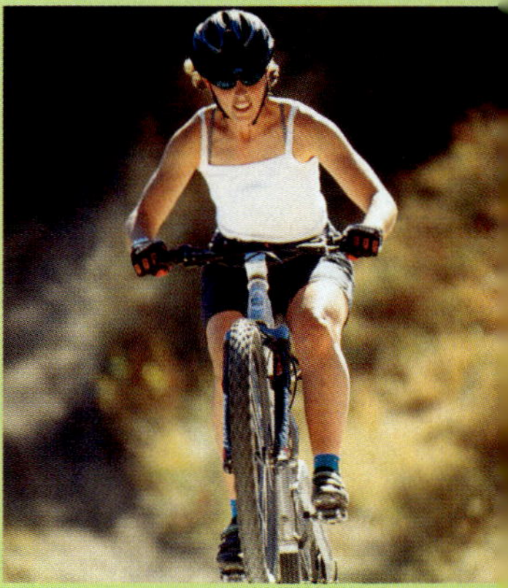

Bringen Sie Bewegung in Ihr Leben! (Ch. Baur, B. Thurner)

Kohlenhydrate – best energy

Kohlenhydrate (Stärke und Zucker) gelten längst nicht mehr als Dickmacher. Die guten Erfahrungen, die Sportler aller Disziplinen mit der für Muskeln wie Gehirn- und Nervenzellen gleichermaßen gut nutzbaren Energiequelle machen, haben dazu beigetragen, den positiven Ruf der Nahrungskohlenhydrate als Fitmacher wiederherzustellen. Tennisspieler waren die Ersten, die Nudeln und Müsli gegen das legendäre Sportlersteak eintauschten. Heute sind Kohlenhydrate die Nr. 1 auf den Tellern aller Sportler.

Und auch darin ist man sich einig: Fettsparen ist wichtiger als Kalorienzählen. Davon profitieren Gesundheit, Fitness und Figur in gleichem Maße. Fazit: Kohlenhydrate treiben uns an, fördern die Konzentration und sättigen sogar besser als Fett. Wer sich insgesamt abwechslungsreich ernährt, braucht auch beim Genuss von Zucker und Süßem kein schlechtes Gewissen zu haben.

Worauf es ankommt

Die generelle Lobeshymne auf die Energielieferanten Nr. 1 in unserer Ernährung wird ergänzt durch das Konzept vom glykämischen Index (auch GLYX genannt), das die Blutzucker steigernde Wirkung verschiedener Kohlenhydrate beschreibt und damit ihre Unterschiede berücksichtigt. Dabei zeigt sich überraschenderweise, dass Haushaltszucker keine stärker Blutzucker erhöhende Wirkung als beispielsweise gekochte Kartoffeln besitzt.

Der Blutzuckeranstieg nach dem Verzehr von Äpfeln fällt wiederum niedriger aus als nach vergleichbaren Kohlenhydratmengen aus Brot. Grobkörniges Vollkornbrot schneidet verständlicherweise günstiger ab als ein helles Weizenbaguette. Von einem niedrigen bis mittleren GLYX profitieren vor allem Übergewichtige mit Problemen bei der Hunger-Sättigungs- und Blutzuckerregulation sowie sportlich Aktive, die ihre Ausdauer verbessern können, wenn sie rechtzeitig vor der Aktion eine entsprechend richtige Kohlenhydratauswahl treffen.

Allzu starke Schwankungen im Blutzuckerverlauf lassen sich damit vermeiden, Energielevel und Leistung können auf diese Weise möglichst konstant gehalten werden.

Gesund und schlank mit dem GLYX

»Die GX-Diät – Für immer schlank mit dem glykämischen Index« – dieser Buchtitel muss unbedingt ergänzt werden durch den Aspekt der Gesundheitsvorsorge. Speisen, die den Blutzucker nur in geringem Maße ansteigen lassen, haben einen doppelt positiven Einfluss auf die Gesundheit von Herz und Kreislauf. Es kommt nicht nur zu einer verbesserten Wirkung des Blutzucker senkenden Hormons Insulin, sondern auch zur günstigen Veränderung der Cholesterinwerte im Blut. Damit wird die Ernährung nach dem GLYX gleichzeitig zu einer wichtigen Vorbeugestrategie gegen das Wohlstandssyndrom und die koronare Herzkrankheit. Lebensmittel mit niedrigem glykämischen Index und hohem Ballaststoffanteil sind gleichzeitig reich an Antioxidanzien, die nachweisbar Schutzwirkungen bei Diabetes mellitus und Herz-Kreislauf-Erkrankungen haben.

Die GX-Diät – Vitamine garantiert!

Auch moderne Präventionskampagnen wie »Fünf am Tag«, d. h. fünfmal täglich Gemüse und Obst, passen ebenso wie die gesundheitsfördernde Mittelmeerländerküche in idealer Weise zum GLYX-Prinzip. Wer Kohlenhydrate nach dem glykämischen Index auswählt, bekommt in den meisten Fällen eine gesunde Portion von Ballaststoffen, Vitaminen, bioaktiven Pflanzenstoffen sowie Mengen- und Spurenelementen mit ab. Dadurch verbessert sich automatisch die Qualität der Ernährung. Deshalb wird in den aktuellen Tabellen dieses Buches, die praxisnah GLYX-Bereiche anstatt »übergenaue« Zahlen ausweisen, gleichzeitig auf die entsprechende Nährstoffdichte hingewiesen. Auf eine Erniedrigung des glykämischen Index durch allzu viel Fett sollte der Gesundheit und Figur zuliebe allerdings verzichtet werden. Sie werden schließlich feststellen, dass die GLYX-Rezepte nicht nur schmackhaft, abwechslungsreich und vollwertig sind, sondern vor allem anhaltend sättigen bei erfreulich geringer Belastung des Kalorienkontos.

Hamburg, im Herbst 2005
Prof. Dr. Michael Hamm

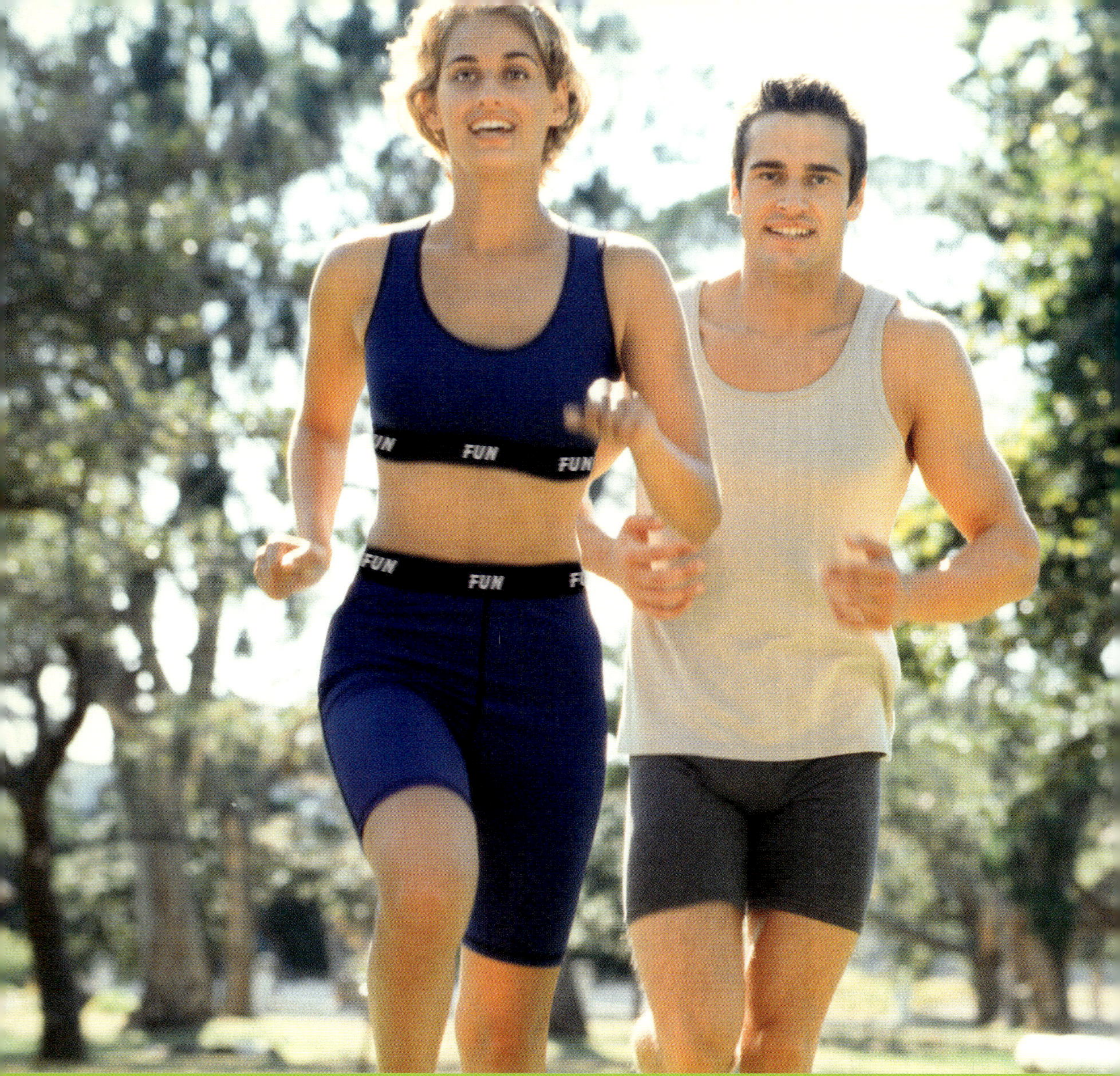

1 Kohlenhydrate – die besten Energiespender

Eine der wichtigsten Aufgaben der Ernährung ist es, Energie für die Arbeit unseres Körpers bereitzustellen. Diese Energie beziehen wir in erster Linie aus Kohlenhydraten und Fetten. Kohlenhydrate kann unser Körper am schnellsten in Energie umwandeln. Nehmen Sie allerdings mehr Kohlenhydrate auf als nötig, werden diese vom Körper als Fett gespeichert.

Keine Angst vor Kohlenhydraten!

Beim Energiestoffwechsel bevorzugt unser Körper die einfachste Lösung: Wenn er die Wahl hat, verbrennt er am liebsten Kohlenhydrate. Mit Kohlenhydraten als Energiequelle können Muskeln, Gehirn und Nerven gleichermaßen gut arbeiten. Wenn Sie sich kohlenhydratbetont ernähren, wird erstens die Verbrennungsrate für Kohlenhydrate ansteigen. Zweitens werden die körpereigenen Kohlenhydratspeicher, die so genannten Glykogenreserven, gefüllt. Zur dritten Verwertungsform kommt es nur, wenn Sie Kohlenhydrate über den Bedarf hinaus aufnehmen. Dann speichert der Körper diese überschüssigen Kohlenhydrate als Fett. Jedoch ist der Energiebedarf zur Umwandlung von Kohlenhydraten in Fett recht hoch. Etwa 25 Prozent der Kohlenhydrat-Kalorien werden dafür verbraucht. Demnach werden ungefähr 100 Gramm Kohlenhydrate benötigt, um 30 bis 35 Gramm Fett zu bilden.

Hinzu kommt, dass der Nährstoffumsatz im Stoffwechsel unterschiedliche Energieverluste zur Folge hat. Bei Fetten sind dies zwei bis vier, bei Kohlenhydraten vier bis sieben Prozent der jeweils aufgenommenen Energiemenge.

Nahrungsfett landet am ehesten auf den Hüften

Die Einlagerung von Nahrungsfett in die Körperfettdepots erfolgt praktisch ohne Umwandlungsverluste. Nimmt man mehr Fett mit der Nahrung auf, wird dies nicht durch eine gesteigerte Verbrennung ausgeglichen. Denn Fette werden erst dann verbrannt, wenn die anderen Nährstoffe den Energiebedarf nicht decken. Fett ist nun einmal der ideale Energiespeicher. All dies führt dazu, dass bei zu reichlichem Essen vor allem das Fett aus der Nahrung auf Hüften und Bauch landet. Erschwerend wirkt sich aus, dass konzentriertes Fett im Vergleich zu volumen- und ballaststoffreichen Lebensmitteln weniger sättigend wirkt. Ein großes Nahrungsvolumen bedingt gleichzeitig eine geringe Energiedichte.

Wie viel Energie steckt in der Nahrung?
1 Gramm Kohlenhydrate liefert 4 Kilokalorien. Für Protein gilt das Gleiche, während 1 Gramm Fett 9 Kilokalorien entspricht.

Bösewicht: Fett oder Kohlenhydrate?

Bei überenergetischer Ernährung ist Fett der ungünstigste Nährstoff, was Figur, Fitness und Gesundheit betrifft. Mit einer stärke- und ballaststoffreichen Kost hingegen ist es kaum möglich, sich unliebsame Fettpölsterchen »anzufuttern«.

Dennoch hält sich das Gerücht, Kohlenhydrate seien die eigentlichen Dickmacher, recht hartnäckig und wird entgegen der allgemeinen Lehrmeinung zurzeit wieder kräftig verbreitet. Mit einer pauschalen Schuldzuweisung ist es jedoch in beiden Fällen nicht getan. Sowohl beim Fett als auch bei den Kohlenhydraten kommt es auf die Menge, Qualität und Verfügbarkeit im Stoffwechsel an.

Was genau sind Kohlenhydrate?

Kohlenhydrate bestehen aus einzelnen Bausteinen, den so genannten *Sacchariden*. Je nach deren Anzahl werden die Kohlenhydrate grundsätzlich in drei Gruppen eingeteilt:

- Einfachzucker (Monosaccharide)
- Zweifachzucker (Disaccharide)
- Vielfachzucker (Polysaccharide)

Die Begriffe in den Klammern sind die jeweiligen Fachbezeichnungen, aber Namen wie Traubenzucker, Fruchtzucker, Haushaltszucker und Stärke sind Ihnen sicherlich geläufiger. Wie lassen sich nun diese verschiedenen Bezeichnungen den drei Kohlenhydratgruppen zuordnen?

Die Einfachzucker können direkt vom Darm in den Blutkreislauf gelangen. Alle anderen Kohlenhydrate müssen erst durch Enzyme aufgespalten werden.

Nicht alle Kohlenhydrate schmecken süß

Zu den Einfachzuckern zählen Traubenzucker (Glukose) und Fruchtzucker (Fruktose). Ein weiterer Einfachzucker ist die Galaktose, ein Bestandteil des Milchzuckers. Durch die unterschiedliche Verknüpfung der Einfachzucker entstehen alle weiteren Kohlenhydrate. Die Abbildung auf der folgenden Seite zeigt dies anschaulich.

Mehrfachzucker werden nicht langsamer verdaut als Einfachzucker, obwohl ihre größeren Moleküle erst noch aufgespalten werden müssen.

Der wichtigste Zweifachzucker ist die Saccharose. Sie besteht aus einem Teil Glukose und einem Teil Fruktose. Auch der so genannte Invertzucker im Honig besteht aus Fruktose und Glukose. Weitere Zweifachzucker sind der Malzzucker (Maltose) und der Milchzucker (Laktose). Die Einfach- und Zweifachzucker schmecken süß, haben allerdings eine unterschiedliche Süßkraft, die bei Fruktose am stärksten und bei Milchzucker am schwächsten ist.

Auf die Kettenlänge kommt es an

Wenn eine große Zahl von Einfachzuckern zu langen Ketten verknüpft ist, spricht man von Vielfachzuckern, komplexen Kohlenhydraten oder Polysacchariden. Das wichtigste Nahrungspolysaccharid ist die Stärke. Sie kommt in der Natur beispielsweise in Getreide und Kartoffeln vor. Aber auch die unverdaulichen Kohlenhydrate wie der Ballaststoff Zellulose zählen zu den Polysacchariden.

Maltodextrine sind Abbauprodukte der Stärke, die in speziellen Sportlergetränken als Kohlenhydratzusatz verwendet werden. Mit zuneh-

Aufbau der bedeutendsten Kohlenhydrate

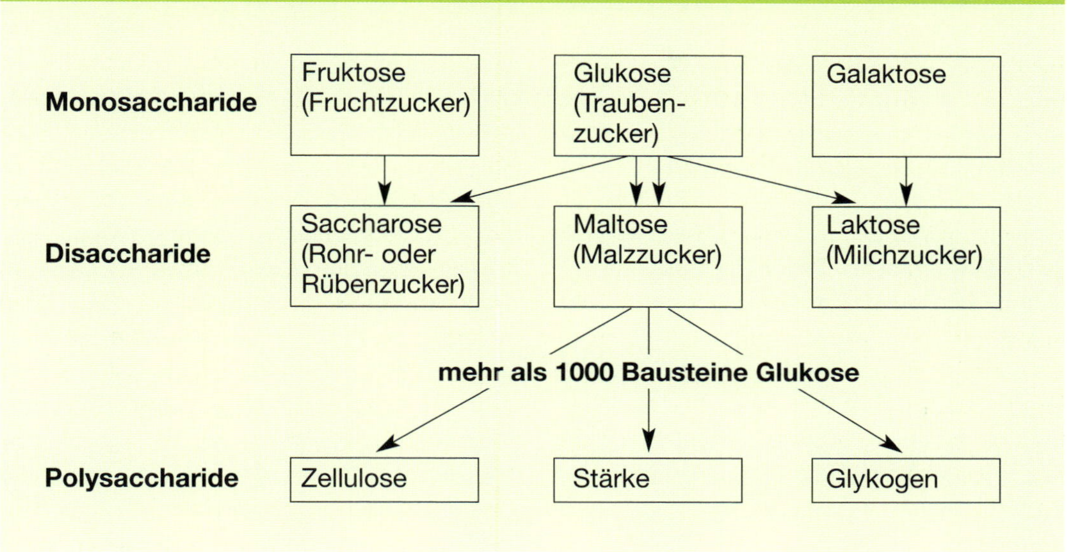

mender Kettenlänge schmeckt ein Kohlenhydrat weniger süß. Wir müssen Brot ausgiebig kauen, damit die entsprechenden Speichelenzyme die enthaltene Stärke zu süß schmeckendem Zucker abbauen können.

Verdauung von Kohlenhydraten

Die Bezeichnung einfache und komplexe Kohlenhydrate sagt allein noch nichts über ihre blutzuckersteigernde Wirkung aus, und an dieser Stelle muss ein weit verbreiteter Irrtum korrigiert werden: Früher hat man angenommen, dass bereits aufgrund der Molekülgröße einfache Kohlenhydrate (Zucker) schneller in den Blutkreislauf gelangen als komplexe Kohlenhydrate (Stärke), die erst durch Verdauungsenzyme in ihre Bausteine zerlegt werden müssen. In Wirklichkeit geht die Aufspaltung sehr rasch vonstatten, wenn die Kohlenhydrate erst einmal im Dünndarm angekommen sind. Die Kettenlänge hat also keinen Einfluss auf die Aufnahme ins Blut. Vergleichbare Mengen an Traubenzucker, Malzzucker und Stärke werden praktisch gleich schnell aufgenommen und erhöhen gleich schnell den Blutzucker. Diese Aussage gilt aber nur für die isolierten Nährstoffe.

Aus den Bausteinen Glukose (Traubenzucker), Fruktose (Fruchtzucker) und Galaktose sind alle weiteren Kohlenhydrate zusammengesetzt.

Fett verzögert die Magenentleerung

Als Bestandteil eines Lebensmittels ergeben sich andere Bedingungen. So können vor allem Ballaststoffe sowie das Vorhandensein anderer Nährstoffe – wie Fette und Proteine – die Magenentleerung und die Verfügbarkeit der Kohlenhydrate im Dünndarm beeinflussen. Man muss also die »Verpackungsfrage« berücksichtigen, das heißt, ob die Kohlenhydrate zusammen mit Fetten oder Ballaststoffen aufgenommen werden oder nicht. Durch Fett wird die Magenentleerung erheblich verzögert.

Ungünstige Kombination: Zucker und Fett

Während konzentrierte energiereiche Nahrung für körperlich schwer Arbeitende vorteilhaft ist, hat sie aufgrund des geringen Volumens und der geringen Sättigung und Nährstoffdichte (Vitamin-Mineralstoff-Kalorienverhältnis) für körperlich leicht Arbeitende eher Nachteile. So schlägt ganz besonders die Kombination aus fett- und zuckerreicher Ernährung bei gleichzeitigem Bewegungsmangel zu B(a)uche. Die Gesellschaft für Ernährungsmedizin und Diätetik in Aachen konnte aufzeigen, dass sich die Deutschen durchschnittlich pro Jahr mit 33 kg Zucker und 49 kg Fett belasten. Neben Obst, Gemüse und Vollkorn erhöht vor allem reichliches (Wasser-)Trinken das Nahrungsvolumen.

Nehmen Sie viele Ballaststoffe zu sich!

Wenn mindestens 50 Prozent der täglich aufgenommenen Kalorien von Kohlenhydraten stammen, entspricht dies den Empfehlungen der modernen Ernährungswissenschaft. Die Fettzufuhr ist in diesem Fall nicht höher als 30 Prozent, die optimale Proteinzufuhr liegt bei rund 15 Prozent. Der hohe Anteil an Kohlenhydraten erfordert eine bewusste Auswahl. Laut Deutscher Gesellschaft für Ernährung (DGE) ist ein hoher Kohlenhydratverzehr empfehlenswert, sofern es sich bevorzugt um stärke- und ballaststoffhaltige Lebensmittel wie Vollkornprodukte, Obst und Gemüse handelt, die gleichzeitig auch Vitamine, Mineralstoffe und sekundäre Pflanzenstoffe enthalten. Der den Lebensmitteln zugesetzte Zucker sowie ein hoher Verzehr von isoliertem Zucker und reiner Stärke setzen hingegen die Nährstoffdichte der Gesamtnahrung herab.

Ballaststoffreiche Lebensmittel: ideal für Sportler

Ein weiterer Pluspunkt für Lebensmittel, die gleichzeitig stärke- und ballaststoffreich sind: Ihre Energie spendenden Kohlenhydrate sind

info *Kohlenhydrate im Essen*

Kohlenhydrate sind unsere Hauptenergiequelle. Weltweit stellen sie über 50 Prozent der benötigten Nahrungsenergie bereit. Diese Entwicklung begann vor gut 10 000 Jahren, als die Jäger und Sammler sesshaft wurden und Getreide auf dem Speiseplan auftauchte. Das »jüngste« Produkt der konzentrierten Kohlenhydratenergie ist die Saccharose, die heute schon zu mehr als der Hälfte aus Zucker besteht, der den Lebensmitteln zugesetzt wurde.

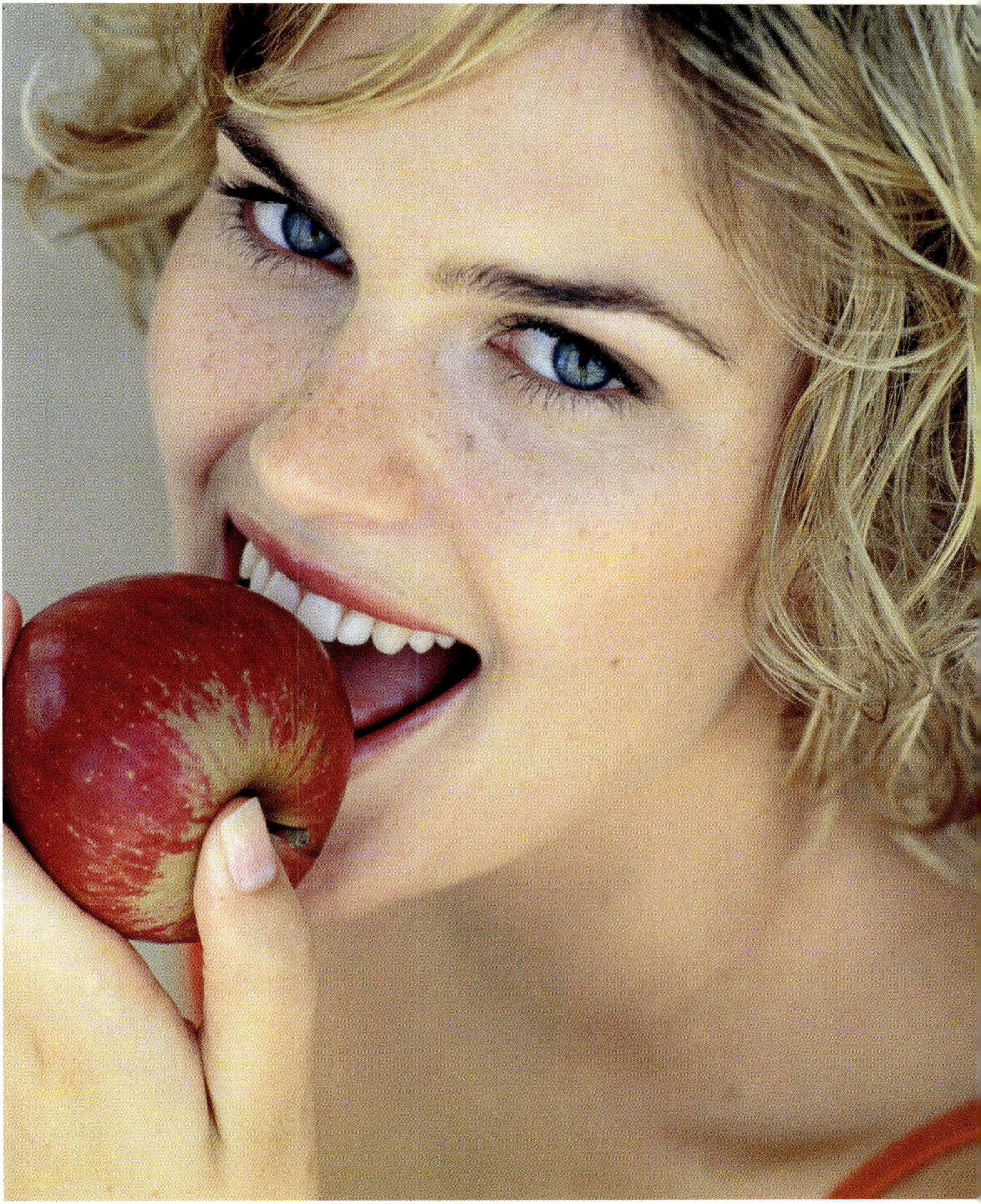

Wenn Sie es gerne süß mögen, genießen Sie Obst – vor allem Äpfel, Beerenfrüchte und Aprikosen, frisch oder getrocknet.

für den Stoffwechsel langsamer verfügbar. Das bedeutet einen gleichmäßigen Blutzuckerspiegel und eine längere Sättigung. Sportler sprechen in diesem Zusammenhang von Kohlenhydraten mit Langzeitwirkung. Wer zwei bis drei Stunden vor dem Sport eine ballaststoffhaltige Mahlzeit mit niedrigem glykämischen Index wählt, unterstützt damit seine Ausdauer. Auch Diabetiker profitieren von dem dämpfenden Einfluss der Ballaststoffe auf den Blutzuckeranstieg.

Was ist der glykämische Index?

Der glykämische Index berücksichtigt die blutzuckersteigernde Wirkung der verschiedenen kohlenhydratreichen Lebensmittel in Abhängigkeit von Art, Menge und Kombination mit anderen Nahrungsbestandteilen. Er ist also ein Maß für den Blutzuckeranstieg nach einer Mahlzeit. Die wissenschaftliche Abkürzung dafür lautet GI, populärer ist jedoch die auch in unserem Buch verwendete Bezeichnung GLYX. Die mit Hilfe des glykämischen Index entwickelte Diät nennen wir kurz »GX-Diät«.

Der GLYX gibt an, wie der Blutzuckerspiegel nach dem Genuss eines bestimmten Nahrungsmittels ansteigt. Essen nach dem GLYX ist allen zu empfehlen, die sich gesund ernähren wollen.

Fitnessernährung und GLYX

Ursprünglich zur Ernährungsplanung für Diabetiker entwickelt, gewinnt der glykämische Index für die Fitnessernährung und die Gewichtskontrolle zunehmend an Bedeutung. Heute wird die Orientierung der Lebensmittelauswahl am glykämischen Index als vernünftige Ernährung für jedermann propagiert. Probieren Sie die Ernährungsstrategie nach dem glykämischen Index doch einfach aus (Rezepte für eine gesunde Ernährung nach dem GLYX finden Sie ab Seite 94). Schon nach wenigen Tagen werden Sie feststellen, dass Sie bei beruflichen und sportlichen Anforderungen besser drauf sind und länger mithalten können, sich nach Mahlzeiten anhaltend gesättigt fühlen und Heißhungerattacken und somit auch Gewichtsprobleme besser in den Griff bekommen. Schließlich bringt die Ernährung nach dem glykämischen Index in der von mir überarbeiteten Form einen weiteren Vorteil mit sich: Die Qualität der Ernährung verbessert sich, das heißt, die Nährstoffdichte ist höher.

Hoher Blutzuckeranstieg nicht erwünscht!

Das Konzept des glykämischen Index wurde bereits 1981 von Dr. David Jenkins, Professor für Ernährungswissenschaft an der Universität Toronto, entwickelt. Es handelt sich dabei um eine Einteilung der Lebensmittel nach der Blutzuckerreaktion, die sie nach dem Genuss im Körper bewirken. Die Geschwindigkeit, mit der ver-

Beim GLYX ist ein niedriger Wert erwünscht, weil dann der Blutzuckerspiegel nicht so hoch ansteigt und danach schnell wieder abfällt.

schiedene kohlenhydrathaltige Lebensmittel den Blutzuckerspiegel erhöhen, kann erheblich variieren. Je höher der GLYX-Wert eines Lebensmittels, desto steiler und weiter steigt der Blutzuckerspiegel nach dessen Verzehr an. Entsprechend hoch ist die Blutzuckerspitze, also der höchste Wert, der erreicht wird.

Ständig hohes Insulin führt zu Übergewicht!

Bei einem Lebensmittel mit niedrigem glykämischen Index verläuft die Blutzuckerantwort gemäßigter, das heißt, Anstieg und Abfall des Blutzuckerspiegels halten sich in Grenzen. Die unterschiedliche Blutzuckerreaktion hat sowohl Einfluss auf den Insulinbedarf als auch auf die Regulation des Blutzuckerspiegels. Im Grunde kommt es bei dem Konzept des glykämischen Index darauf an, wie die Insulinantwort nach dem Kohlenhydratverzehr ausfällt. Das Hormon Insulin senkt den Blutzuckerspiegel auf ein normales Maß ab. Ein schnell und hoch ansteigender Blutzuckerspiegel provoziert eine hohe Insulinausschüttung. Dabei gibt es eine einfache Beziehung: Lebensmittel mit einem hohen glykämischen Index verursachen höhere Insulinspiegel als solche mit einem niedrigen glykämischen Index. Nahrungsmittel mit einem hohen glykämischen Index werden »hyperglykämisch« genannt, weil sie einen überhöhten Zuckerspiegel erzeugen und damit auch für zu viel Insulin im Blut sorgen. Mit ständig erhöhten Insulinspiegeln (= Hyperinsulinismus) sind langfristig eine verminderte In-

info — *Im Sport gelten andere Gesetze*

Eine Mahlzeit mit niedrigerem glykämischen Index, die etwa zwei Stunden vor dem Sport gegessen wird, versorgt uns langsam und kontinuierlich mit Energie. Unmittelbar vor dem Sport können ballaststoffreiche Gerichte mit niedrigem GLYX jedoch nachteilig sein. Ballaststoffe verzögern die Magenentleerung und die Kohlenhydratverdauung. Vor, während und nach dem Sport sind leicht verdauliche, schnell verfügbare Kohlenhydrate wie Zucker, Maltodextrin (ein Stärkeabbauprodukt) und lösliche Stärke – am besten in flüssiger Form – die besseren Mittel. Die Konzentration im Getränk darf wiederum nicht zu hoch sein, damit die Magenentleerung nicht verzögert wird. Zehn Gramm Zucker oder 15 Gramm Maltodextrin oder Stärke sind sinnvoll, wenn das Getränk sowohl für Energienachschub sorgen als auch den Wasserverlust rasch wieder wettmachen soll. Lebensmittel mit einem hohen glykämischen Index sorgen nach dem Sport für eine rasche Regenerierung, das heißt, sie füllen den entleerten Energiespeicher wieder auf.

sulinwirksamkeit (= Insulinresistenz), Übergewicht - denn Insulin wirkt auch dem Fettabbau entgegen - sowie verschiedene Stoffwechselstörungen (z. B. Diabetes-Typ-2) verbunden (siehe Seite 40f.).

Traubenzucker wirkt am stärksten

Der Nährstoff, der den größten Anstieg des Blutzuckers bewirkt, ist reine Glukose selbst, das heißt Traubenzucker. Er ist für den Stoffwechsel am schnellsten verfügbar. Deshalb wird der Glukose ein glykämischer Index von 100 zugeordnet. Alle anderen Lebensmittel haben je nach Zusammensetzung, Verarbeitungsgrad (z. B. ganze Getreidekörner oder Mehl) und physikalischen Eigenschaften (z. B. Teilchengröße) sowie abhängig von Begleitstoffen wie Ballaststoffen, Protein oder Fett einen niedrigeren glykämischen Index. Gemüse, Hülsenfrüchte, Vollkornprodukte und fruchtzuckerreiches Obst haben beispielsweise einen relativ niedrigen glykämischen Index. Ausführliche Tabellen finden Sie auf den Seiten 78 bis 88. Der Verzehr dieser Lebensmittel bewirkt einen entsprechend niedrigeren Blutzuckeranstieg und gewährleistet einen gleich bleibenden Zuckerspiegel im Blut.

Günstig sind Kohlenhydrate aus Obst, Gemüse, Hülsenfrüchten und Vollkornprodukten, denn sie haben einen niedrigen GLYX und gleichzeitig eine hohe Nährstoffdichte.

Energie wird als Glykogen gespeichert

Die Transportform für Zucker im Blut ist die Glukose (Traubenzucker). Was nicht sofort benötigt wird, kann gespeichert werden. Die Speicherform der Glukose heißt Glykogen und kommt in Leber und Muskulatur vor. Bei Bedarf wird das Glykogen wieder zur Glukose abgebaut und steht dann dem Körper erneut als Energie zur Verfügung.

Wir müssen das Leber- und Muskelglykogen voneinander unterscheiden. Das Leberglykogen dient der schnellen Blutzuckerregulation, wenn der Blutzuckerspiegel zwischen den Mahlzeiten abfällt. Der Blutzucker ist für eine konstante Versorgung unserer Gehirn- und Nervenzellen enorm wichtig. Davon wiederum ist unsere mentale Fitness abhängig. Bei Ausdauersport sorgen kohlenhydrathaltige Getränke für den richtigen Energieschub, auch für die »grauen« Zellen. Das kommt der Konzentrations- und der Koordinationsfähigkeit zugute.

info *Kohlenhydrate*

Kohlenhydrate eignen sich als Energiequelle für sportliche Höchstleistungen ebenso wie für jede Art der geistigen und nervlichen Beanspruchung – vorausgesetzt Dosis, Qualität und Timing der Kohlenhydratzufuhr stimmen.

Spezielle Sportlerdiät – die Glykogensuperkompensation

Vorangegangenes erschöpfendes Training und anschließend betont kohlenhydratreiche Ernährung erhöhen den Glykogenbestand der Arbeitsmuskulatur ganz besonders. Davon profitieren alle Ausdauersportler mit einer Wettkampfdauer von mindestens 90 Minuten. Sicher haben Sie schon von der Nudelparty am Vorabend eines Marathonlaufs gehört! Profis fangen aber bereits eine Woche vor einem entscheidenden Ausdauerwettkampf an, für eine gute Glykogeneinlagerung zu sorgen, indem sie das Training allmählich herabsetzen und im Gegenzug die Kohlenhydrataufnahme mit der Nahrung von Tag zu Tag steigern. Hierfür eignen sich praktisch alle Kohlenhydrate wie Müsli, Brot, Reis, Nudeln, Obst, Getränke und Kohlenhydratkonzentrate.

Das Muskelglykogen: wichtig für Sportler

Die Muskulatur ist ebenfalls in der Lage, Glukose als Glykogen zu speichern. Das Muskelglykogen dient als Energiereserve für körperliche Leistungen. Von einem hohen Gehalt an Glykogen der Muskulatur profitieren alle Sportler, die Ausdauersport treiben. Das bezieht sich nicht nur auf die Wettkampfphase, sondern auch auf intensive und umfangreiche Trainingsbelastungen.

Nährstoffe, auf die es ankommt!

Damit die Kohlenhydrate im Stoffwechsel richtig umgesetzt werden können, sind zusätzlich einige Mikronährstoffe nötig, allen voran Vitamin B_1 (Thiamin) sowie die für die Insulinwirkung wichtigen Spurenelemente Zink und Chrom.

Vitamin B_1 greift an mehreren Stellen in den Abbau der Kohlenhydrate ein. Lebensmittel wie Vollkornprodukte und Hülsenfrüchte liefern neben den Kohlenhydraten das »passende« Vitamin gleich mit, während es im Haushalts-, Trauben- und Fruchtzucker sowie in Weißmehlprodukten fehlt.

Zink erhöht zusammen mit dem Spurenelement Chrom die Glukosetoleranz. Chrom gilt sogar als Schlüsselelement in der Zuckerverwertung und wird als Helfer des Insulins angesehen. Achten Sie deshalb auf die Nährwerthinweise in unseren Rezepten, die besonders günstige Nahrungsquellen für Vitamin B_1 und Zink ausweisen.

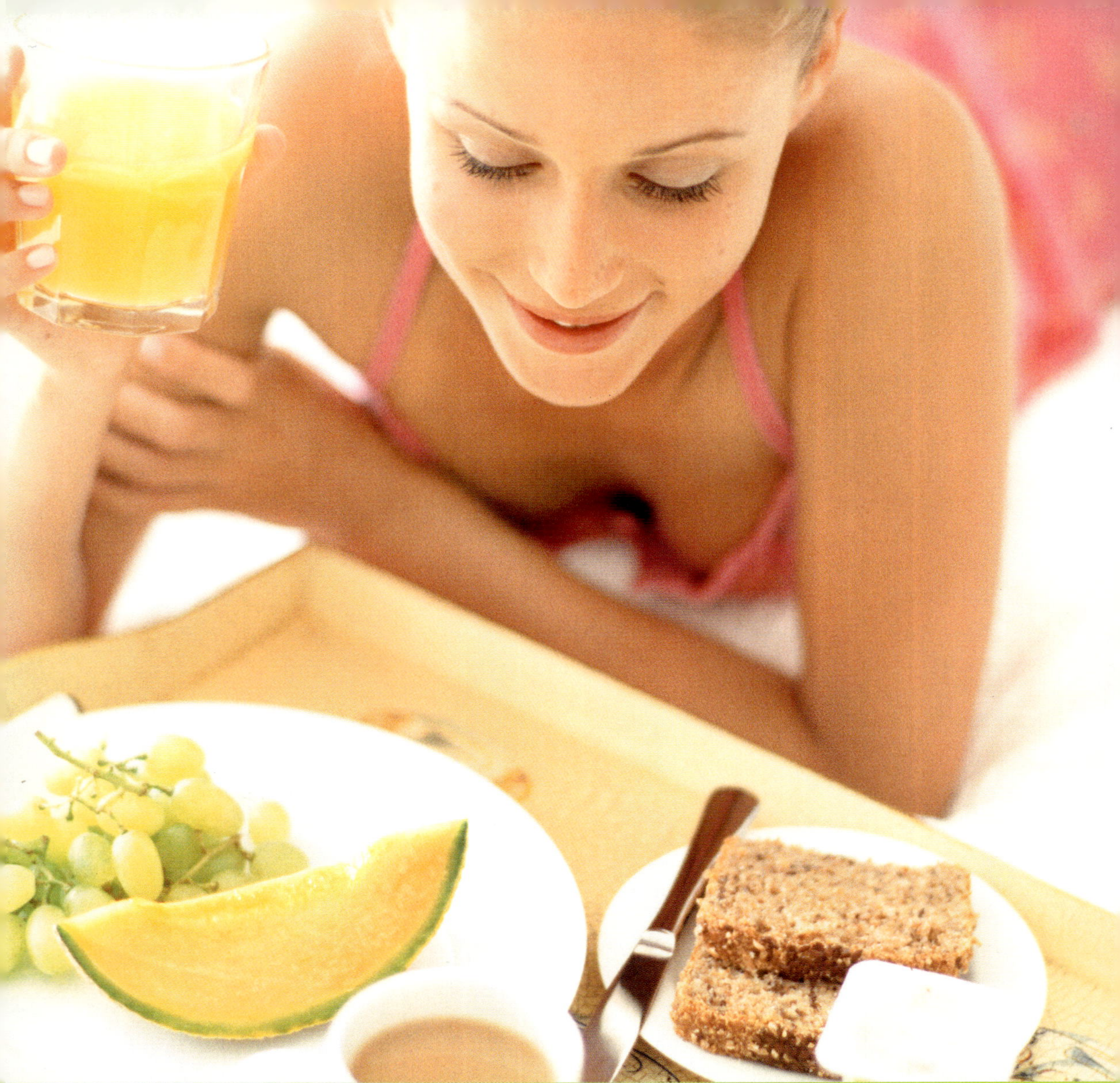

2 So sieht die ideale Ernährung aus

Fett macht fett! – Diese Schuldzuweisung scheint die zeitgemäße Erklärung für das Massenproblem Übergewicht zu sein. Millionen Menschen sind überzeugt, dass sie ihr Idealgewicht erreichen, wenn sie weniger Fett und mehr Kohlenhydrate zu sich nehmen. Stimmt das auch? Wir wollen im Folgenden zeigen, dass Fett nicht gleich Fett und Kohlenhydrate nicht gleich Kohlenhydrate sind.

»Low Fat« allein reicht nicht!

Die »Low-Fat-Diäten« haben die Kohlenhydrate in ein neues Licht gerückt. Sie sind nicht mehr als die Dickmacher verschrien, sondern gelten als Fitmacher. Nun heißt es allgemein: Kalorienzählen ist out, Fett im Auge behalten und Kohlenhydrate schlemmen. In den großzügigen Freispruch sind alle Kohlenhydrate inbegriffen. Dennoch sollten Sie achtsam sein.

Bitte Kohlenhydrate nicht wahllos verzehren!

Es ist offensichtlich, dass viele Menschen mit einer unkontrollierten Aufnahme von Kohlenhydraten nicht klarkommen. Es überrascht nicht, wenn gerade aus den USA, dem Land der Übergewichtigen und unzähligen Diätsensationen, kritische Stimmen laut werden. Es wird bezweifelt, ob Fettbeschränkung und pauschale Kohlenhydratfreiheit wirklich das Patentrezept gegen überflüssige Pfunde sind. Augenscheinlich hat die generelle Kohlenhydratfreigabe nicht allen Amerikanern eine schlanke Linie beschert. Wer wahllos Weißmehlerzeugnisse, Softdrinks, Eis und Snacks – auch wenn es sich dabei um Low-Fat-Varianten handelt – in sich hineinstopft, darf sich nicht über zusätzliche Kilos wundern.

Kohlenhydrate halten nur dann schlank, wenn sie ohne Fett daherkommen und überwiegend einen niedrigen bis mittleren GLYX haben.

Lernen Sie, Kohlenhydrate zu unterscheiden

Wie trügerisch Botschaften wie »Kohlenhydrate, so viel man will« sind, rechnet uns der Ernährungswissenschaftler Dr. Helmut Oberritter von der Deutschen Gesellschaft für Ernährung (DGE) vor: »Mit 200 Gramm Reispudding, 100 Gramm Crackern, 50 Gramm Gummibärchen, 100 Gramm Laugengebäck und einem Liter Limonade konsumiert man zwar keine zehn Gramm Fett, dafür aber über 2200 Kilokalorien!« Im Vergleich zu Vollkornprodukten, Gemüsen und Hülsenfrüchten tritt bei den konzentrierten Kohlenhydraten keine Sättigung ein.

Die Energiebilanz muss stimmen!

Am obigen Beispiel wird deutlich: Eine Gewichtsabnahme ohne Berücksichtigung der Gesamtkalorien und ohne Unterscheidung der Kohlenhydrate kann nicht funktionieren. Genauso wie es falsch war, pauschal alle Kohlenhydrate als Dickmacher zu verteufeln, ist es ebenfalls nicht richtig, sie grundsätzlich als Schlankmacher zu preisen.

Hier sollten wir auch gleich mit einem weiteren Mythos aufräumen: Zucker hat keinen größeren Einfluss auf den Blutzuckerspiegel als die meisten stärkehaltigen Lebensmittel wie Weißbrot oder Kartoffeln. So weisen Kartoffeln einen glykämischen Index von 70 bis 80, Weißbrot 70 und mehr sowie Haushaltszucker (Saccharose) etwa 65 auf. Haushaltszucker schneidet in Bezug auf den glykämischen Index deshalb günstiger ab, weil er zu 50 Prozent aus Fruktose (Fruchtzucker) besteht. Reiner Fruchtzucker hat einen glykämischen Index von etwa 20. Mehr Informationen darüber erhalten Sie im Kapitel »Was Sie vor einer GX-Diät wissen sollten« ab Seite 50.

»Low Fat« heißt nicht »No Fat«!

Doch kommen wir zurück zur Dickmacher-Diskussion. Wie so oft wird hier wieder einmal von einem Extrem ins andere gewechselt. Diesen Vorwurf müssen sich Ernährungswissenschaftler leider (zu) oft machen lassen. Schließlich darf auch bei der Jagd nach Fettaugen im Essen nicht übersehen werden, dass es ebenso lebensnotwendige Fettbestandteile gibt.

> Verzichten Sie nicht völlig auf Fett, der Körper braucht ein wenig davon! Fischfette sind herzgesund, und Pflanzenöle liefern uns Vitamin E.

Insbesondere die einfach ungesättigten und die mehrfach ungesättigten Omega-3-Fettsäuren aus Oliven- und Rapsöl sowie aus fetthaltigem Meeresfisch sind für die Gesundheit wichtig. »Low Fat« heißt eben nicht »No Fat«! So riskieren junge diätbeflissene Frauen, die beim Salat das Essig-Öl-Dressing weglassen, in der Regel einen Vitamin-E-Mangel.

Fett gegen Kohlenhydrate

Wenn man weniger Fett und dafür mehr Kohlenhydrate isst, ergibt das eine geringere Kalorienzahl, ein höheres Nahrungsvolumen und damit verbunden verschiedene Vorteile für die Gesundheit. Denn Kohlenhydrate gelten als Fitmacher und Fette als Dickmacher.

Diese Argumentation hat dem Verzehr von bestimmten Kohlenhydraten einen enormen Vorschub geleistet, beispielsweise Nudeln, Reis, Brot, Müsli und Kartoffeln. Im ungünstigen Fall verleiten diese Nahrungsmittel aber zum erhöhten Fettverzehr, da sie häufig mit fettreichen Saucen oder Belag verzehrt werden.

Mehr statt weniger essen?

Allein durch einen vermehrten Verzehr von Gemüse und Obst lässt sich der gewünschte Kohlenhydratanteil in der Ernährung (55 bis 60 Prozent der täglichen Kalorien) nicht erreichen. Die Annahme, man könne so viel Kohlenhydrate allein in Form von Vollkornprodukten, Hülsenfrüchten, Kartoffeln, Gemüse und Obst essen, ist illusorisch. Anwender der von mir mit entwickelten kohlenhydratbetonten »FIT-FOR-FUN-Diät« stellten bereits bei 1500 Kilokalorien fest: »So viel schaffe ich gar nicht. Das ist ja die erste Diät, bei der ich mehr essen muss, als ich bisher gewohnt war.«

Wie viel Kohlenhydrate sind realistisch?

Es ist richtig: Wer nicht weniger, sondern mengenmäßig sogar mehr essen möchte, um trotz Diät gut gesättigt zu sein, profitiert vorzüglich von den voluminösen Gemüse-, Vollkorn- und Hülsenfruchtgerichten. Etwas anders stellen sich die Verhältnisse bei einer täglichen Energieaufnahme im Bereich von 2 000 bis 3 000 Kilokalorien dar. Da wird das hohe Kohlenhydratmaß erst durch zusätzlichen Verzehr von konzentrierten Kohlenhydratträgern wie zucker- und stärkereichen Lebensmitteln möglich. Diese Lebensmittel haben aber teilweise einen höheren glykämischen Index und oft eine geringe Nährstoffdichte.

Daher ist es besser, sich mit »gesunden« Kohlenhydraten auf das Machbare - etwa im Bereich von 45 bis 50 Energieprozent - zu beschränken und die isolierten Zucker- und Stärkeprodukte einzuschränken. Zum Ausgleich könnte dann der Proteinanteil mit rund 20 Prozent etwas höher ausfallen, wobei die Fette 35 Energieprozent im Idealfall nicht überschreiten sollten.

Finden Sie Ihr richtiges Nährstoffverhältnis!

Die Frage nach dem optimalen Maß an Kohlenhydraten ist nicht pauschal zu beantworten. Ein sportlich aktiver Mensch mit hohem Energie- und Kohlenhydratumsatz steckt Zucker und Stärke ganz anders weg als ein Bewegungsmuffel mit einer überwiegend sitzenden Tätigkeit. Wir werden uns deshalb mit individuellen Stoffwechselbedingungen und vor allem mit dem Phänomen des *Hyperinsulinismus* und der so genannten *Insulinresistenz* noch genauer befassen (s. S. 33 f.).

Bei hohem Kalorienbedarf kann der Richtwert von 55 bis 60 Prozent der täglichen Kalorien ausschließlich mit gesunden Kohlenhydraten gar nicht erreicht werden.

Übergewicht aus Bewegungsmangel?

Bei der ganzen Diskussion um die Volkskrankheit Übergewicht wird ein entscheidender Faktor immer noch zu wenig beachtet: das Miss-

info — *Mit dem Stoffwechselerbe leben*

Aufgrund unserer Gene sind wir eher an ein aktives Leben mit knappem Nahrungsangebot angepasst als an ein Leben im Nahrungsüberfluss. Unser Erbe aus der Steinzeit ist im westlichen Wohlstand mehr hinderlich als nützlich. Wir nennen solche für das Überleben in Notzeiten gut ausgerüsteten Menschen »gute Futterverwerter«. Heutzutage wird der »schlechte Futterverwerter« verständlicherweise beneidet. Der »gute Futterverwerter« kann sein genetisches Erbe am besten durch mehr Bewegung ausgleichen.

verhältnis zwischen Gesamtenergiezufuhr und körperlicher Aktivität. Ohne zusätzliche Bewegung hat keine Diät einen Dauererfolg.

Übergewicht – eine Zivilisationskrankheit?

Nicht die Umstellung auf den Ackerbau vor etwa 10 000 Jahren, der als Beginn der »Kohlenhydratmast« gesehen wird, stellt die schicksalhafte Weiche für Zivilisationskrankheiten und Übergewicht dar. Es ist vor allem die unselige Kombination aus allgemeinem Nahrungsüberfluss und zunehmendem Bewegungsmangel in den letzten 100 bis 200 Jahren. Schließlich hat auch das Nahrungsangebot deutliche Veränderungen erfahren. Aus Sicht der Ernährungswissenschaft ist es unstrittig, dass die Verringerung des Fettverzehrs eine wichtige Maßnahme ist, um die Kalorien zu reduzieren und die Aufnahme anderer Nährstoffe zu erhöhen. Das gilt auch für den Zucker in Lebensmitteln, der die Energiedichte (den Kaloriengehalt) erhöht und gleichzeitig die Nährstoffdichte (das Verhältnis von Vitaminen und Mineralstoffen zu den Kalorien) herabsetzt.

Das Kalorienzählen ohne vermehrte körperliche Aktivität reicht für eine dauerhafte Gewichtsreduktion nicht aus.

Was versteht man unter Nährstoffdichte?

Zum besseren Verständnis: Haushaltszucker, der ausschließlich aus dem Kohlenhydrat Saccharose besteht, hat eine Nährstoffdichte von Null. Vereinfacht spricht man von »leeren« Kalorien. Erdbeeren und Brokkoli haben vergleichsweise wenig Kalorien, also eine niedrige Energiedichte, sind jedoch gleichzeitig reich an Vitaminen und Mineralstoffen und haben demzufolge eine hohe Nährstoffdichte.

Die Balance zwischen Energieaufnahme und -verbrauch

Nach wie vor gilt, dass die gesamte Energieaufnahme – und nicht das Fett allein – in Relation zum Energieverbrauch die Figur bestimmt. Man muss die Energieaufnahme im Auge behalten und mit regelmäßiger Bewegung in Einklang bringen.

Kohlenhydrate sind bessere Fitmacher, wenn sie in der richtigen Begleitung, das heißt mit Ballaststoffen, Proteinen, Vitaminen und Mineralstoffen, daherkommen. Auswahl- und Qualitätskriterium dafür sind der glykämische Index und die Nährstoffdichte (siehe Tabellen Seite 78 bis 88). Lebensmittel mit hohem Zuckergehalt und solche mit isolierter Stärke sind vermehrt durch Gemüse, Obst, Hülsenfrüchte und Vollkornprodukte zu ersetzen.

Diäten und kein Ende?

Diäten erleben ein ständiges Auf und Ab. Die kohlenhydratfeindliche Punkte-Diät und die Atkins-Diät, die beide statt dem Verzehr von Kohlenhydraten die vermehrte Aufnahme von tierischen Fetten und Eiweiß propagieren, wurden abgelöst von der kohlenhydratfreundlichen Antifettkampagne. Dieser Wandel wurde in den USA vom Sporternährungsexperten Robert Haas (»Eat to win«) ausgelöst, der für einen hohen Konsum von Obst, Gemüse, Getreidepro-

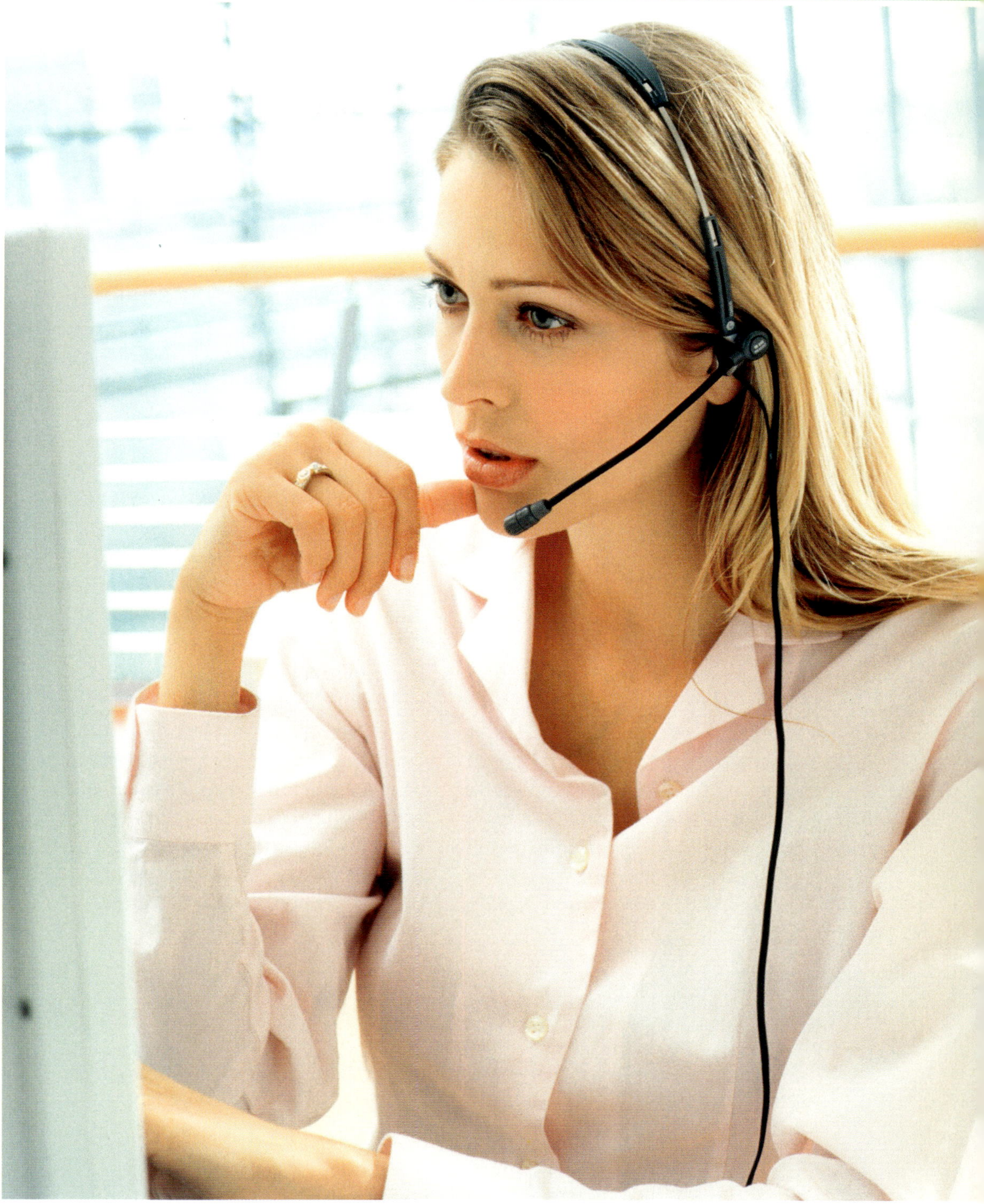

Die ständige Schreibtischarbeit im Büro verlangt am Feierabend nach einem Ausgleich. Sorgen Sie für ausreichend Bewegung; am besten ist es, wenn Sie regelmäßig Sport treiben.

dukten, Hülsenfrüchten sowie Kartoffeln und einen geringen Fett- und Eiweißverzehr wirbt. Während in der Ernährungswissenschaft die Euphorie der Kohlenhydratbewegung anhält, sind die Kritiker nie ganz verstummt. Zwischen der Atkins-Diätrevolution 1972 bis hin zur »Neuen Atkins Diät« 1999 und dem provozierenden Buchtitel »Leben ohne Brot« des österreichischen Arztes Dr. Wolfgang Lutz kam eine Fülle von Ratgebern auf den Markt, die eine eingeschränkte Kohlenhydratzufuhr propagierten. So rät der Franzose Michel Montignac unter Berücksichtigung des glykämischen Index und der französischen Küche in seinem Buch ausdrücklich zum »Essen gehen und dabei abnehmen«.

Leben ohne Brot!

Treffender kann eine kohlenhydratarme Ernährung nicht beschrieben werden. Da Brot und Getreideprodukte für eine Fülle an Kohlenhydraten stehen, wird der klassischen Lebensmittelpyramide – dem gegenwärtigen Modell einer ausgewogenen Ernährung – mit der Aufforderung, auf diese Lebensmittel zu verzichten, praktisch der Boden entzogen. Getreideprodukte und Kartoffeln sind das solide Fundament einer kohlenhydratbetonten Ernährung. Zusammen mit Gemüse und Obst stellen diese Lebensmittel den größten Anteil der Nahrung. In der sich nach oben verjüngenden Lebensmittelpyramide folgen dann proteinreiche Lebensmittel und schließlich Fetthaltiges und Süßes, wovon dem Pyramidensystem entsprechend weniger gegessen werden soll.

Die aktuelle Empfehlung der Lebensmittelpyramide lautet: Kohlenhydrate sind das Fundament einer gesunden Ernährung.

Dr. Lutz schreibt den Kohlenhydraten eine zentrale Rolle bei der Ausbreitung von Zivilisationskrankheiten zu. Genauer: Das Übermaß an Kohlenhydraten in der Ernährung – seit Beginn des Ackerbaus – ist für ihn Auslöser und Wegbereiter für viele Erkrankungen, auch für Übergewicht.

Vom »Nudeln« der Gänse

Eine kohlenhydratarme Ernährung zur Behandlung von Übergewicht wird schon seit langem gefordert. Weil Tiere, z. B. Schweine, bei Kohlenhydratmast schnell Fett ansetzen, hielt sich hartnäckig die Meinung, Kohlenhydrate seien die »Dickmacher Nr. 1«; man denke an das

info | ***Damals wie heute...***

Der französische Feinschmeckerpapst Anthelme Brillat-Savarin (1755 bis 1826) schrieb: »Die zweite (neben der Veranlagung) und hauptsächlichste Ursache der Fettleibigkeit sind Mehl und Stärke, auf denen die tägliche Nahrung des Menschen beruht (...). Alle Tiere werden fett, die von mehlhaltigen Stoffen leben, ob sie wollen oder nicht, und auch der Mensch unterliegt diesem allgemein gültigen Gesetz.«

»Nudeln« der Gänse für die begehrte Gänsestopfleber!

Prinzipiell ist auch beim Menschen eine Umwandlung von Kohlenhydraten in Fett möglich, doch unterliegt der Stoffwechsel anderen Gesetzen als beim Mastvieh. Vor allem sind dafür viel höhere Mengen an Kohlenhydraten erforderlich. So kommt es beim Erwachsenen erst durch den Verzehr von mehr als 400 bis 500 Gramm Kohlenhydraten pro Tag zu einer gesteigerten Neubildung von Fettsäuren, die dann im Fettgewebe gespeichert werden. Demzufolge macht also die kalorienträchtige Kombination aus reichlich Fett und Kohlenhydraten wie Stärke und Zucker das eigentliche Mastprogramm aus. Diese unheilige Allianz steht jeglichem Bemühen um eine schlanke Linie im Wege.

Zurück zu den Wurzeln: die Steinzeitdiät

Die Gegner von reichlich Kohlenhydraten auf dem Speiseplan entwerfen ein geradezu romantisches Bild der Ernährungsbedingungen im Steinzeitalter. Für die weitaus längste Zeit seiner Ernährungsgeschichte standen dem Menschen als Jäger und Sammler abgesehen von Blättern, Wurzeln und Beerenfrüchten für seine Ernährung in erster Linie Fleisch (Protein) und Fett zur Verfügung. An diese Kost hat sich der menschliche Stoffwechsel nach und nach angepasst. Die relativ kurze Zeitspanne, in der mehr und mehr kohlenhydratreiche Kost auf den Teller kam, reichte nicht aus, um den Stoffwechsel auf diese Veränderung in der Ernährung einzustellen.

Ist unser Stoffwechsel noch auf das Leben in der Steinzeit eingestellt?

Ernährung ohne Getreide und Zucker

Unsere Urahnen aßen eine Diät, die ihr Insulin in Schach und den Blutzuckerspiegel stabil hielt, die ohne Getreide und Zucker niedrig im Kohlenhydratgehalt war. »Mit entsprechend niedrigem glykämischen Index« – würden wir heute sagen. Sie lebten aktiv, hatten aber auch Zeit zu Rast und gelegentlichem Gelage. Alles in allem beugte ihr Lebensstil genau den insulinbedingten Gesundheitsproblemen vor, mit denen wir uns heute herumschlagen.

Hinzu kam, dass sie sehr viele Antioxidanzien aus Beeren, Samen und Nüssen aufnahmen, die vor Freien Radikalen schützen.

Wild und Fisch: die ideale Fettqualität

Schließlich war auch die Fettqualität der Steinzeitdiät der unserer heutigen Ernährung überlegen, bedingt durch die günstige Fettsäurenzusammensetzung von Wildfleisch und Fisch. Fest steht: Dem Fettstoffwechsel und der Fettqualität kommt eine viel größere Bedeutung zu, als es sich heute in der stark vereinfachten Botschaft »viel Kohlenhydrate, wenig Fett« ausdrücken lässt. In der Steinzeiternährung lag vor allem ein ideales Verhältnis von Omega-6- zu Omega-3-Fettsäuren vor.

Die Balance der Fettsäuren

Zwei Fettsäure-Familien greifen in vielfältiger Weise regulierend in das Stoffwechselgeschehen ein. Am bekanntesten ist die Linolsäure, eine zweifach ungesättigte Omega-6-Fettsäure, die in den meisten Pflanzenölen und Getreidekeimen vorkommt. Zur Omega-3-Familie gehören die mehrfach ungesättigten Fischfettsäuren mit den Fachnamen Eikosapentaensäure (EPA) und Dokosahexaensäure (DHA). In pflanzlichen Lebensmitteln – insbesondere Lein- und Rapsöl sowie in Walnüssen – kommt eine pflanzliche Omega-3-Fettsäure vor, die Alpha-Linolensäure. Beide Fettsäure-Familien sind wichtig fürs Leben. Damit sie optimal wirken können, müssen sie in einem bestimmten Verhältnis zueinander aufgenommen werden. Und gerade die richtige Balance der beiden Fettsäure-Familien ist uns verloren gegangen.

Rapsöl wird aus der heimischen Rapspflanze gewonnen. Das Öl gehört zu den ausgesprochen gesundheitsfördernden Speiseölen in der Küche: Sein Anteil an einfach ungesättigten Fettsäuren ist sehr hoch.

Ideal: die Ernährung unserer Vorfahren

Die Steinzeitdiät garantierte ein geradezu ideales Omega-6- zu Omega-3-Verhältnis von 1:1. In der heutigen Nahrung liegt es hingegen bei 20 bzw. 25:1. Aktuellen Ernährungsempfehlungen zufolge sollte zumindest eine Relation von 5:1 erreicht werden. Dazu muss man den Überhang der Linolsäure (z. B. aus Sonnenblumenkern-, Distelöl und Diätmargarine) zu Gunsten der einfach ungesättigten Fettsäuren (z. B. aus Oliven- und Rapsöl) abbauen. Weiterhin gehören mehr pflanzliche und maritime Omega-3-Fettsäuren aus Leinöl, Rapsöl, Leinsamen, Walnüssen und fetthaltigen Meeresfischen auf den Speiseplan. Die allseits geforderte Fetteinsparung beim Essen sollte sich dagegen auf gesättigte tierische und (teil-) gehärtete pflanzliche Fette beziehen.

Omega-3-Fettsäuren: Balsam für Herz und Kreislauf

Eine gesunde Fettbalance ist insbesondere für Herz und Kreislauf unerlässlich. In der Steinzeitdiät stimmte das Verhältnis noch. Wildpflanzen und das Fett der Wildtiere enthielten die heute eher knappen Omega-3-Fettsäuren. Und wo Fisch traditionell den Speiseplan bereichert hat, kam eine gute Omega-3-Quelle hinzu. Aus dem Gleichgewicht geriet das Fettsäureverhältnis in unserer Nahrung erst, als unsere Vorfahren sesshaft wurden und ihre Nahrung durch Ackerbau und Tierhaltung gewannen.

tipp *Vorsicht, Zucker- und Fett-Fallen!*

Der bewegungsarme Sitzmensch mit Bürojob erleidet jeden Tag wahre Kalorienalbträume in Form der allgegenwärtigen Zucker-Fett-Verführer. Paradebeispiele sind etwa diverse Backwaren, Snacks, Knabbereien, Süßigkeiten, Pizza, Pommes frites, Chips, Flips, Schokoriegel, Eis und Co. Nicht zuletzt aus Bequemlichkeit und Zeitmangel finden sie so leicht den Weg in unseren Magen und später dann auf unsere Hüften.

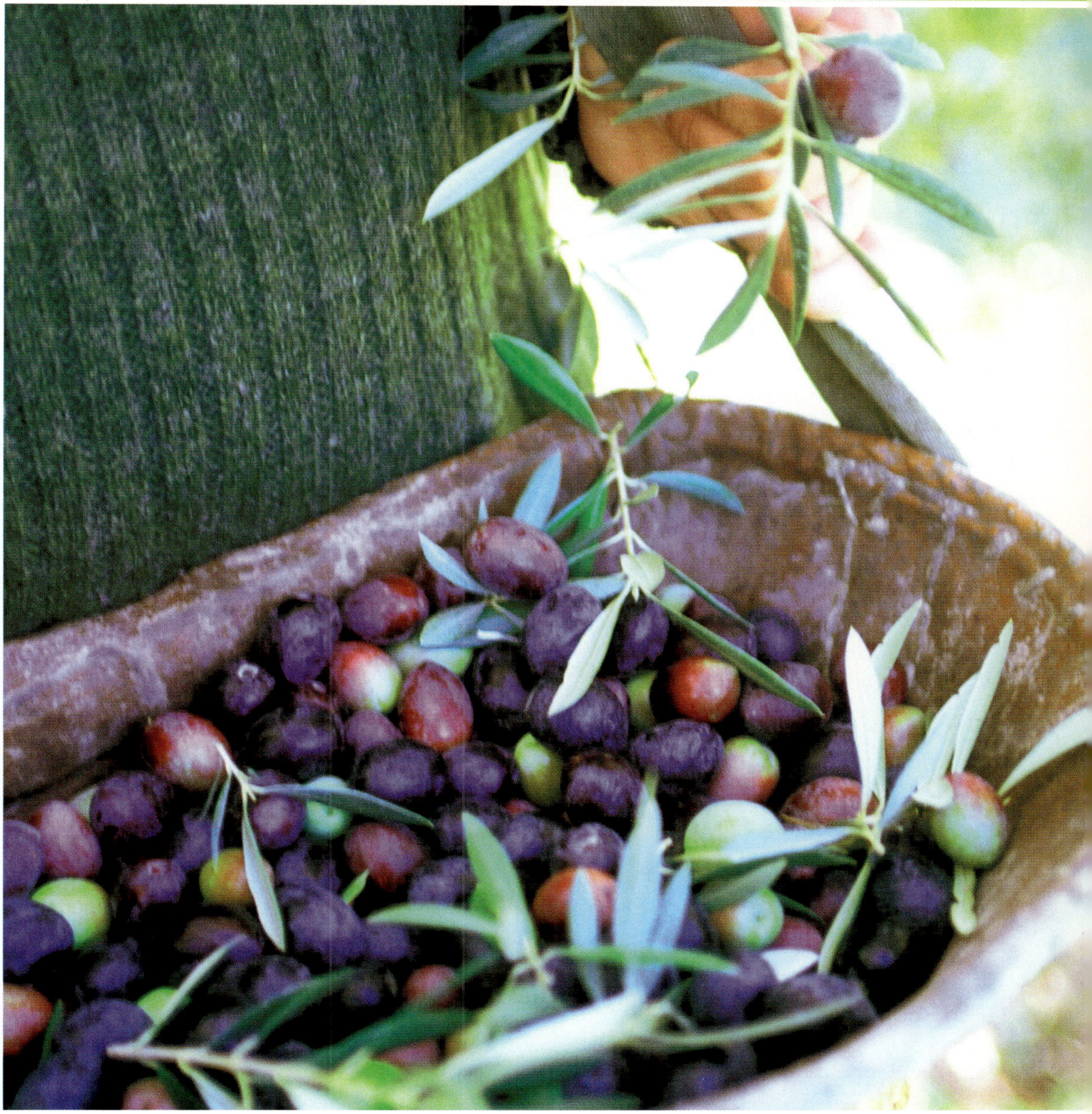

Für ein gesundes Gleichgewicht der Fettsäuren sollten Sie verstärkt Meeresfische, Lein- und Rapsöl, Walnüsse und Olivenöl einplanen.

Getreide als Futtergrundlage führte dazu, dass das Fleisch und die Eier der landwirtschaftlichen Nutztiere deutlich weniger Omega-3-Fettsäuren enthielten. Die moderne Speiseölgewinnung bevorzugt linolsäurereiche Öle (Distelöl, Sonnenblumenkernöl etc.). Der figurbewusste Esser von heute vermeidet pauschal jegliches Fett. Er schaltet damit oft auch die wichtigsten Omega-3-Fettsäurequellen aus, indem er nur mageren Fisch isst.

Fischfette – gut fürs Gehirn

Ein europäischer Arbeitskreis über die ursprüngliche Ernährung und ihre Bedeutung für die Entwicklung des Menschen brachte 1998 ein weiteres wichtiges Ergebnis zu Tage: Omega-3-Fettsäuren sind unerlässlich für die optimale geistige Entwicklung. Wissenschaftler gehen davon aus, dass sich die ersten Menschen in Ostafrika an den Seeufern des Rift Valley entwickelten. Sie ernährten sich hauptsächlich von Fisch, der reich an lebenswichtigen mehrfach ungesättigten Omega-3-Fettsäuren war. Diese Fettsäuren waren mitverantwortlich dafür, dass sich vor etwa zwei Millionen Jahren der »Homo sapiens« entwickelte. Die Leistungsfähigkeit seines Gehirns nahm zu, weil sich seine Nahrungsqualität durch den hohen Gehalt an Omega-3-Fettsäuren verbesserte.

Fischfette unterstützen die Diät

Eine aktuelle australische Ernährungsstudie hat gezeigt, dass sich Omega-3-Fettsäuren aus Fisch im Rahmen einer Reduktionsdiät ausgesprochen günstig auf den Blutzuckerhaushalt und die Insulinresistenz (siehe Seite 33f.) auswirken. Es lohnt sich also, nicht nur den glykämischen Index zu beachten und sich fettbewusst zu ernähren, sondern auch vermehrt Gerichte mit Meeresfischen auf den Tisch zu bringen. Lassen Sie sich von den Rezepten mit Fisch und Meeresfrüchten in diesem Buch anregen!

Praxistipp: Genießen Sie mindestens zweimal wöchentlich Meeresfische wie Sardinen, Makrelen, Hering und Lachs und geben Sie zum täglichen Salat Oliven- oder Rapsöl.

Essen nach dem Speiseplan der Natur

Immer wieder wird die Entwicklungsgeschichte der Ernährung strapaziert, um herauszufinden, ob der Mensch in erster Linie ein Pflanzen- oder Fleischesser gewesen sei. Dabei kann man durchaus davon ausgehen, dass der Mensch und seine Vorfahren während der gesamten Evolution Allesesser (Omnivoren) waren. Die Ernährung ist im Wesentlichen von der jeweiligen Region und unterschiedlichen Nahrungsverfügbarkeit abhängig. Bevor der Mensch hungert oder verhungert, verzehrt er alles für ihn Essbare. Das zur natürlichen Ausrüstung und Überlebensfähigkeit des Menschen gehörende Genmaterial erlaubt eine vielseitige Anpassung. Noch heute gibt es Naturvölker, die ausschließlich pflanzliche oder fast ausschließlich tierische Nahrung verzehren.

Stärkekohlenhydrate auf dem Vormarsch

Der systematische Anbau von Nahrungspflanzen begann vor etwa 10 000 Jahren. Diese Entwicklung hat sich allmählich angebahnt, da die Menschen auch schon vorher stärkehaltige Nahrungsmittel sammelten und aßen. Durch den gezielten Anbau erfolgte eine Verschiebung hin zu Nahrungsmitteln mit konzentrierter Kohlenhydratenergie – vor allem Getreide. Sehr viel später kam dann die Kartoffel hinzu. Kartoffeln waren eine wirkliche Novität auf dem Speiseplan. Der vermehrte Verzehr von Stärke brachte eine höhere Energiedichte mit sich; die gleiche Menge Nahrung enthielt also mehr Kalorien. Die pflanzliche Nahrung war zuvor weniger konzentriert und stattdessen sehr voluminös. Getreide wurde zum beliebten Lebensmittel. Seine geschmacklichen Vorzüge lassen sich durch Kochen, Rösten und Backen noch steigern. Demzufolge wurde Getreide so attraktiv, dass sich Menschen in der Nähe von Getreidefeldern niederließen und ihr Nomadenleben aufgaben. Bis heute gehören Lebensmittel auf Getreidebasis zu den beliebtesten Nahrungsmitteln.

Warum vertragen einige Menschen manches nicht?

Auf diese Frage kann die Ernährungsgeschichte eine Antwort geben. In Mitteleuropa liegen der Beginn des Ackerbaus und der Genuss von Milch aus Tierhaltung höchstens 6 000 Jahre zurück. Dies entspricht etwa 200 Generationen und gilt als zu kurze Zeit für eine vollständige genetische Anpassung. Beispiele für die ungenügende Anpassung an sehr »junge« Nahrungsmittel sind die Milchzuckerintoleranz und die Unverträglichkeit auf das Getreideprotein Gluten. Die Glutenintoleranz führt dazu, dass die Betroffenen Weizen, Roggen, Gerste und Hafer nicht vertragen. Daraus soll aber nicht der Schluss gezogen werden, dass Milch und Getreide generell schlechte Lebensmittel sind. Es gibt allerdings Menschen, die diese an sich wertvollen Lebensmittel aufgrund von persönlichen Unverträglichkeiten nicht verzehren können.

Das »süße« Zeitalter bricht an

Die gravierendste Änderung unserer Ernährung brachte die Industrialisierung mit sich. Davon waren Arbeits- und Lebensbedingungen sowie Lebensmittelproduktion und Nahrungsangebot betroffen. Besonders die Zuckerindustrie mit ihren süßen Verführungen wurde bald zum »Feindbild« einer gesunden Ernährung. Früher war Zucker ebenso wie Honig ein kostbares Gewürz. Heute ist er ständig verfügbar und wird im Übermaß verwendet, sodass wir an eine vernünftige Dosierung und an ein Geschmackstraining appellieren müssen.

Was sich wirklich verändert hat

Es ist eine Tatsache, dass an die Stelle einer ballaststoffreichen Kost in relativ kurzer Zeit eine kalorienreiche und stark verarbeitete Nahrung getreten ist. Das äußert sich in höheren Fett-, Zucker- und Stärkeanteilen in unserer Ernährung. Für die genetische Anpassung an eine solche Änderung des Speiseplans ist der Zeitraum von 200 Jahren unbedeutend. Wir können und müssen das Rad der Zeit allerdings nicht zurückdrehen. Und wer will und kann schon bei einem Bürojob täglich zwei Kilogramm Pflanzenkost verdrücken? Doch hat es selbstverständlich nicht nur »schlechte« Entwicklungen durch die Lebensmittelindustrie gegeben, denken Sie beispielsweise an die Vorzüge der Tiefkühlkost. Damit ist es möglich, das ganze Jahr über Frische auf Vorrat zu garantieren – fast schon eine unerlässliche Voraussetzung für den regelmäßigen und gewünscht hohen abwechslungsreichen Verzehr von Gemüse und Meeresfisch.

info ***Fleischesser oder Vegetarier?***

Unser genetisches Programm erlaubt uns, grundsätzlich alles zu essen. Ob der Schwerpunkt auf tierischer oder pflanzlicher Nahrung liegt, ließ die Natur uns offen.

Kohlenhydrate – geliebt und verteufelt

Statt die Vor- und Nachteile des modernen Lebensmittelangebots weiter zu diskutieren, wollen wir nun der Frage nachgehen, was den Trendnährstoff Kohlenhydrate bei einigen Ernährungsexperten so sehr in Misskredit gebracht hat.

Die ketogene Atkins-Diät

Paradebeispiel einer extrem kohlenhydratarmen Kostform ist die Atkins-Diät. Im Gegensatz zum österreichischen Arzt Dr. Lutz, der seine kohlenhydratarme Kost auf etwa 72 Gramm Kohlenhydrate beschränkt, senkt Dr. Atkins – zumindest während der so genannten Anfangsphase – die Kohlenhydrate auf nur 20 Gramm pro Tag ab. Damit sind neben den tierischen protein- und fettreichen Lebensmitteln wie Fleisch, Fisch, Meeresfrüchte, Ei und Käse zusätzlich nur Salate, Gemüse, Pilze und Küchenkräuter erlaubt. Während der Einstiegsphase muss auf Brot, Getreideprodukte, Kartoffeln, Obst sowie auf alle Zucker vollkommen verzichtet werden. Nachdem die Kohlenhydrataufnahme auf ein Niveau gebracht ist, bei dem dieser Brennstoff den Energiebedarf nicht mehr decken kann, muss der Körper neue Energiequellen erschließen und eingelagertes Fett verbrennen. Die Energiegewinnung des Körpers läuft jetzt verstärkt über die so genannte Lipolyse (Fettaufspaltung) ab. Doch die Umwandlung von Fett in Energie ist bei unzureichender Kohlenhydratzufuhr gewissermaßen kurzgeschaltet und verläuft nicht ideal. Das Ergebnis des unvollständigen Fettabbaus sind Ketonkörper. Diese Stoffwechselprodukte haben der Diät auch ihren Namen gegeben. Aus dem Hunger- und Fastenstoffwechsel wissen wir, dass das Gehirn nach kurzer Anpassungszeit einen Teil seines Energiebedarfs mit Ketonkörpern bestreiten kann. Für den größten Teil der Ketonkörper hat unser Organismus aber keine Verwendung und muss sie über die Nieren ausscheiden. Im Urin können sie dann nachgewiesen werden.

Pro und Kontra Atkins-Diät

Kaum ein Diätkonzept hat so viel Widerstand heraufbeschworen wie das der ketogenen Atkins-Diät. Sie wurde zum Feindbild der Kohlenhydratwelle. Atkins widerspricht der moder-

tipp *Probieren geht über Studieren*

Dr. Atkins empfiehlt eine 14-tägige Einstiegsdiät, um herauszufinden, wie die strengste Form der Kohlenhydratbeschränkung auf den Organismus wirkt. Ratsam ist ein ärztlicher Check vor und nach der Diät. Dadurch kann die richtige Anwendung gesichert werden. Ich persönlich rate jedoch Kindern, Schwangeren und Stillenden, Senioren, Leistungssportlern und Menschen mit Nieren- oder anderen schweren Stoffwechselkrankheiten von einer Atkins-Diät ab.

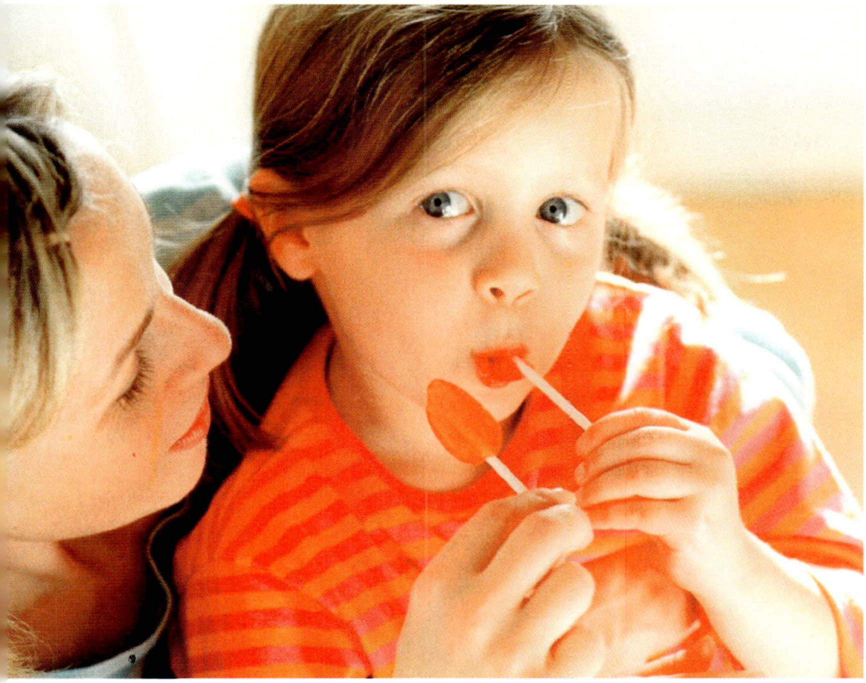

Wer als Kind mit Süßigkeiten belohnt wird oder sie als Trostpflaster bekommt, wird auch später häufig danach greifen.

nen Ernährungswissenschaft und gilt nicht nur bei uns, sondern auch in den USA als Außenseiter. Psychologisch gesehen handelt es sich bei der Atkins- ebenso wie bei der Lutz-Diät um attraktive Konzepte. Im Gegensatz zu vielen anderen Diäten werden Fette und Proteine »freigegeben«. Es wird langfristig eher weniger gegessen, da die Kohlenhydrate gestrichen werden. Außerdem sorgen die typischen Ketone ähnlich wie das Fasten dafür, dass der Hunger unterdrückt wird.

Die einseitige Atkins-Diät ist kein längerfristiges Ernährungsprogramm: Fast ausschließlich tierische Lebensmittel sind erlaubt.

Ketogene Diäten sind mit Vorsicht zu genießen

Die ketogenen Diäten haben aber auch ganz klare Nachteile. Die durch den hohen Eiweiß- und Fettverzehr entstehenden Stoffwechselprodukte belasten die Nieren. Der geringe Kohlenhydrat- und Ballaststoffanteil kann zu Magen-Darm-Problemen wie Sodbrennen und Verstopfung führen. Wird eine solche kohlenhydratarme Kostform langfristig durchgeführt, drohen Vitamin- und Mineralstoffmangel und die damit verbundenen Folgeerkrankungen. Sogar Gicht und schwere Herz-Kreislauf-Erkrankungen sind mögliche Folgen.

Es gibt auch etwas mildere Ansätze anstatt ketogene Diäten. Den beiden prominentesten Vertretern folgen Konzepte, die die Kohlenhydrate nicht grundsätzlich einschränken, sondern ihre unterschiedliche Blutzuckerwirksamkeit berücksichtigen. Sowohl der französische Diätautor Michel Montignac als auch seine amerikanischen Kollegen, die das so genannte Zucker-Knacker-Konzept propagieren, orientieren sich bei ihren Ernährungsvorschlägen am glykämischen Index. Insbesondere soll eine zu starke Stimulierung der Insulinausschüttung vemieden werden.

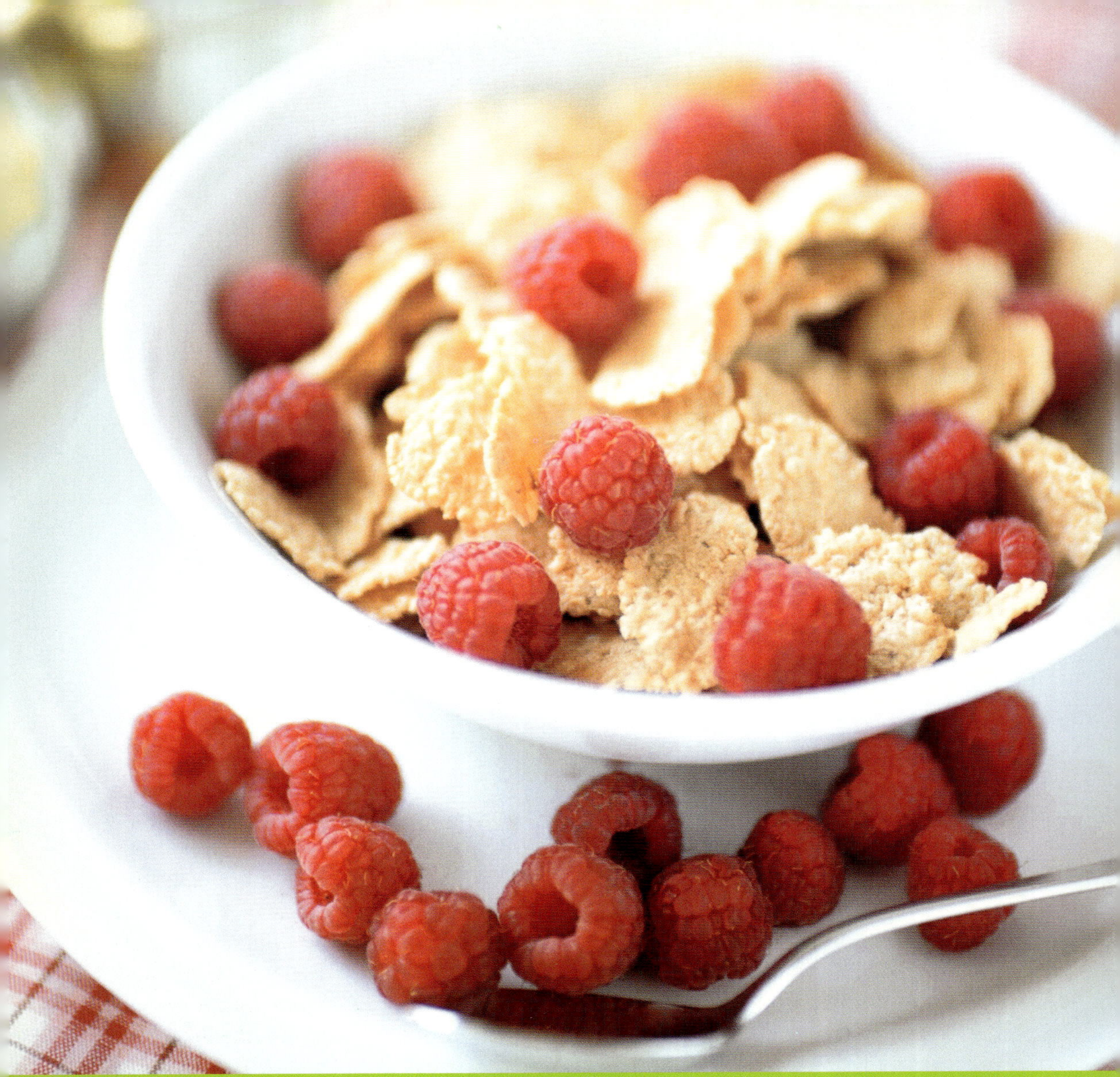

3 Insulin – Dirigent und Speicherhormon

Bringt man die Aussagen der Gegner einer pauschalen Freigabe der Kohlenhydrate überspitzt auf den Punkt, dann ist es gleichgültig, was wir essen, solange die Insulinproduktion niedrig gehalten wird. Wir wollen uns im Folgenden einmal genauer ansehen, welche Funktion das Hormon Insulin in unserem Körper eigentlich übernimmt.

Wie wirkt Insulin?

Das Speicherhormon Insulin wird von den so genannten Inselzellen in der Bauchspeicheldrüse gebildet. Seine Aufgabe im Körper ist es, die Zellen quasi für den Zuckereintritt aus dem Blutkreislauf aufzuschließen. Man kann auch sagen, das Insulin bringt die Energie in Form von Glukose in die Zellen. Schließlich ist die Zelle der Ort der Zuckerverwertung, das heißt sowohl der Energiegewinnung als auch der Energiespeicherung. Wenn nun der Zuckergehalt im Blut nach zucker- und stärkehaltigen Mahlzeiten ansteigt, wird Insulin ausgeschüttet. Sie wissen bereits, dass Lebensmittel mit einem hohen glykämischen Index viel Insulin benötigen. Es erfolgt also eine schnelle Freisetzung großer Mengen des Hormons, das den Blutzuckerspiegel wieder senkt, indem es dafür sorgt, dass der Zucker aus dem Blut in die Zellen wandern kann.

Das Hormon Insulin schließt die Zellen auf, damit der Zucker aus dem Blut hineinwandern kann. Ohne Insulin werden die Zellen nicht mit Energie versorgt.

Unterzuckerung führt zu Heißhungerattacken

Nachteilig wirkt sich aus, dass dadurch der Blutzuckerspiegel schnell und (zu) stark abgesenkt werden kann. In diesem Zustand eines Blutzuckerabfalls und vorübergehender Unterzuckerung (»Hypoglykämie«) können Konzentrationsschwäche, Reizbarkeit, Heißhunger und Erschöpfung auftreten. Das Verlangen nach schnell verfügbaren Kohlenhydraten wird geweckt. Doch ist der Griff danach wiederum nur eine kurzfristige Lösung, die die Blutzuckerschaukel erneut in Gang setzt.

Essen Sie nach dem GLYX-Konzept

Ohne Frage ist es besser, gleich auf die richtigen Kohlenhydrate zu setzen, das heißt nach dem GLYX-Konzept zu essen.
Es heißt: Eine Sintflut an Zucker und isolierter Stärke in der modernen Kost treibt die Bauchspeicheldrüse zu einer chronisch verstärkten Insulinausschüttung an. Diese »Insulinmast«

mache dick! So lautet die vereinfachte Erklärung dafür, warum Kohlenhydrate – insbesondere solche mit hohem glykämischen Index – doch nicht gänzlich vom Dickmacher-Vorwurf freigesprochen werden.

Was versteht man unter Insulinresistenz?

Um seine Wirkungen entfalten zu können, muss Insulin an Rezeptoren (Andockstellen) auf der Zellmembran gebunden werden. Insulin aktiviert ein Carriersystem, das den Blutzucker Glukose in die Zelle einschleust. Durch jahrelange Überernährung und Bewegungsmangel – auch in Verbindung mit einer erblichen Veranlagung – können sich jedoch die Stoffwechselverhältnisse in Bezug auf die Blutzuckerregulation allmählich verschlechtern. Wenn über viele Jahre hinweg dem Körper zu viel Nahrungsenergie zugeführt wird, muss gleichzeitig stets viel Insulin gebildet werden. Die Zellen werden schließlich wegen des ständig hohen Insulinspiegels unempfindlich gegenüber Insulin. Das bedeutet Insulinresistenz. Das Insulin kann seine volle Wirkung nicht mehr entfalten, und die Glukose kann nicht mehr vollständig in die Zellen aufgenommen werden. Vermutlich handelt es sich um einen defekten Transportmechanismus. Freie Fettsäuren im Blut, die bei Übergewichtigen oft erhöht sind, blockieren zusätzlich den Zuckertransport in die Zellen, sodass sich die Stoffwechselsituation weiter verschlechtert.

Ist der Insulinspiegel dauerhaft zu hoch, dann gelangt immer weniger Blutzucker in die Zellen – das Insulin kann nicht mehr richtig wirken.

Stellen Sie Ihre Ernährung um!

Diese Entwicklung kann durch eine frühzeitige Ernährungsumstellung auf eine fett- und kohlenhydratbewusste Diät aufgehalten und sogar rückgängig gemacht werden. Bewegungsmangel fördert die Insulinresistenz der Muskelzellen. Daher verbessern zwei Maßnahmen den gestörten Insulinhaushalt sowie den Kohlenhydrat- und Fettstoffwechsel: Abnehmen durch eine fettkontrollierte und am glykämischen Index orientierte Ernährung und vermehrte körperliche Aktivität.

Macht Insulin das Schlankwerden schwer?

Wird der Energiebedarf auf herkömmliche Weise durch Kohlenhydrate gedeckt, so werden Fette – sei es aus der Nahrung oder aus den körpereigenen Depots – nicht abgebaut. Ungünstige Kohlenhydrate und ständiges Naschen (Zwischendurchessen) bedingen ein erhöhtes

tipp *Treiben Sie Sport!*

Auch für die Wirksamkeit des Insulins ist ausreichende und regelmäßige Bewegung notwendig. Ab Seite 132 finden Sie Tipps und Trainingsprogramme, die den Stoffwechsel fit machen.

Wenn der Stoffwechsel aus dem Gleichgewicht gerät...

Das Überangebot an Nahrung und der Mangel an Bewegung haben uns eine neue Volkskrankheit beschert: das Wohlstandssyndrom. Gut zehn Millionen Deutsche sind vom so genannten metabolischen Syndrom betroffen, so heißt dieses Stoffwechselleiden in Fachkreisen. Man versteht darunter das Zusammenwirken der Risikofaktoren gesundheitsgefährdendes Übergewicht, Bluthochdruck, Zuckerkrankheit und erhöhte Blutfettwerte, zusammen auch als »tödliches Quartett« bezeichnet. Das verbindende Merkmal ist die Insulinresistenz. Genauer gesagt spielt bei dieser Stoffwechselentgleisung ein erhöhter Insulinspiegel im Blut (Hyperinsulinämie) bei gleichzeitig vermindertem Ansprechen des Körpers auf die Wirkung des Insulins (Insulinresistenz) eine wichtige Rolle.

Insulinniveau. Dies steht der Fettmobilisierung in besonderer Weise entgegen, denn große Mengen an Insulin erhöhen die Fettspeicherung und wirken dem Fettabbau entgegen, indem die Fettsäurefreisetzung aus dem Fettgewebe gehemmt wird.

Insulin steht dann quasi wie eine Mauer vor den Fettzellen. Das ist bei jedem Abnehmversuch natürlich unerwünscht. Ziel jeder Gewichtsabnahme ist der Verlust von überflüssigem Körperfett. Die Verbrennung körpereigener Fettdepots kommt jedoch nur in Gang, wenn Fett zur Energiegewinnung herangezogen wird. Der Fettabbau wird begünstigt durch mehr Bewegung und eine Ernährung, die sowohl den glykämischen Index beachtet als auch die Gesamtkalorien und das Nahrungsfett berücksichtigt.

Bei Überernährung ist mehr Zucker im Blut vorhanden, als die Körperzellen verbrauchen können. Als Schutz vor einer »Überzuckerung« kommt es zu einem Verwertungsrückstau im Blut. Der insulinabhängige Zuckertransport in die Zellen verbessert sich wieder, wenn wir den Gürtel enger schnallen und uns mehr bewegen. Abspecken bringt den gestörten Insulin-Stoffwechsel wieder ins Gleichgewicht.

Viel Bewegung reguliert den Insulin-Stoffwechsel!

Regelmäßige Bewegung verbessert die Glukosetoleranz und wirkt so der Insulinresistenz entgegen, denn körperliche Aktivität steigert die Glukoseverwertung in der Muskelzelle. Für sportlich Aktive reichen bereits verhältnismäßig geringe Insulinmengen aus, um Glukose in die Muskelzellen zu transportieren. Bei Menschen, die regelmäßig trainieren, ist eine Insulineinsparung von etwa 30 Prozent nachweisbar.

Anders sieht die Situation für Übergewichtige aus. So benötigen nämlich gerade die Fettzellen des Bauches zur Aufrechterhaltung der normalen Glukoseaufnahme deutlich höhere Insulinspiegel als andere Fettzellen. Daher stellt be-

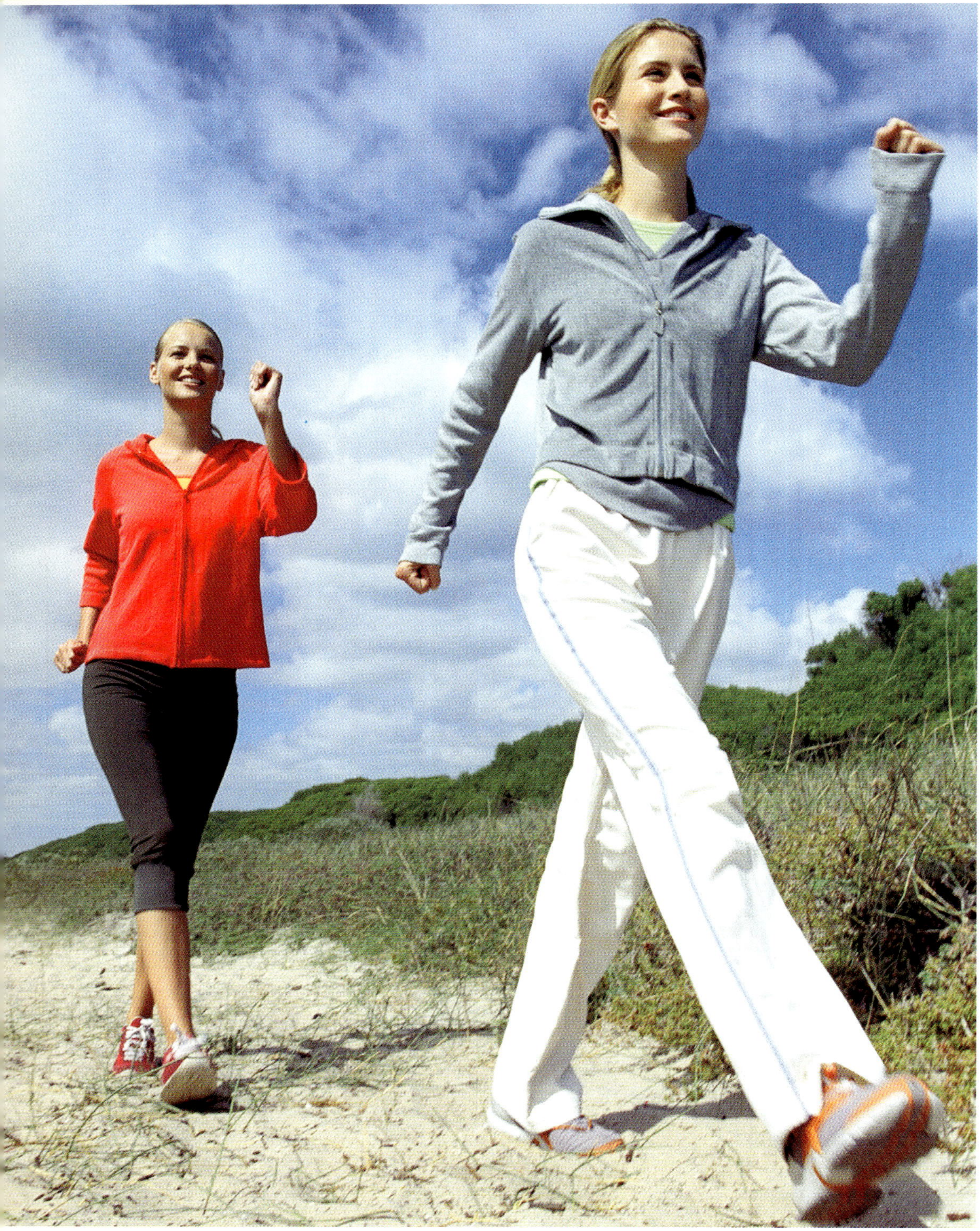

Regelmäßige körperliche Aktivität hält fit und reguliert den Insulin-Stoffwechsel.

sonders die männliche Form des Übergewichtes (Apfeltyp), die zu einem eher apfelförmigen Rumpf führt, das größere Gesundheitsrisiko dar gegenüber der typisch weiblichen Fetteinlagerung im Bereich Hüften, Gesäß, Oberschenkel, die dem Körper eine birnenähnliche Form (Birnentyp) gibt. Somit ernähren Übergewichtige vom Apfeltyp vornehmlich ihr Bauchfett, und dennoch fehlt ihnen ständig Energie. Sie sind nur theoretisch energiegeladen (in Form von Fettdepots), abgerufen werden die reichhaltigen Energiereserven infolge Bewegungsmangel allerdings nicht.

Kein Ammenmärchen: der »gute« und der »schlechte« Futterverwerter

Beim »metabolischen Syndrom« handelt es sich um eine Folge des ständigen Nahrungsüberflusses und des Bewegungsmangels in der Wohlstandsgesellschaft. Gefährdet sind vor allem die guten Futterverwerter, die mit dem »thrifty-Gen«, dem Sparsamkeitsgen, ausgestattet sind. Die amerikanischen Diätspezialisten Rachel und Richard Heller stellen fest, dass dieses »Höhlenmenschenerbe« mit dem Bonus einer Extraportion Insulin verbunden ist, die dafür sorgt, dass Hunger, Nahrungsaufnahme und (Fett-)Energiespeicherung besonders ausgeprägt sind. Insulin ist ganz allgemein als das »Hormon der Speicherung« zu betrachten. Und es löst auch die Nahrungsaufnahme aus.

Die erbliche Veranlagung spielt eine Rolle

In kargen Zeiten ist der Stoffwechsel des guten Futterverwerters im wahrsten Sinne des Wortes lebenserhaltend, in üppigen Zeiten aber eher dick und krank machend. Die erbliche Veranlagung kann aber nur zum Tragen kommen, wenn stets übermäßig gegessen wird. In der Umstellung der Lebensweise besteht schließlich die Chance zur Korrektur der ungünstigen Voraussetzungen. Hinsichtlich der Ernährung stellt das Konzept des glykämischen Index neben der vermehrten Bewegung den vielversprechendsten Ansatz dar, trotz steinzeitlichen »Spar-Gens« die kulinarischen Vorzüge der Neuzeit genießen zu können.

Es liegt an Ihren Genen, ob Sie ein guter Futterverwerter sind oder nicht.

Insulin und Glukagon – die Gegenspieler

Dreh- und Angelpunkt aller so genannten Stoffwechseldiäten ist der Einfluss der Ernährung auf die Blutzuckerregulation und auf die daran beteiligten Hormone Insulin und Glukagon. Dabei zählt Insulin zu den stärksten und wirkungsvollsten Substanzen, mit denen der Körper die Nutzung, Verteilung und Speicherung von Energie kontrolliert. Als oberste Instanz im Stoffwechsel fördert Insulin die Speicherung aller Nährstoffe: Glukose (Kohlenhydrate), Aminosäuren (Proteine) und Fettsäuren (Fette). Bildlich kann man Insulin als das Hormon des Schlemmens und anschließenden Speicherns beschreiben, während Glukagon das Hormon des Fastens oder Hungerns ist. Die Absenkung des Insulinspiegels nach den Mahlzeiten gestattet den Abbau von gespeichertem Fett. Dem Hormon Glukagon kommt als Gegenspieler des Insulins die Aufgabe zu, ein allzu starkes Absinken des Blutzuckers zu verhindern. Es kann das Glykogen aus der Leber mobilisieren und die Neubildung von Blutzucker aus Aminosäuren steuern.

info Das hormonelle Gleichgewicht

Beim gesunden Menschen werden größere Schwankungen des Blutzuckerspiegels durch das Zusammenspiel von Insulin und Glukagon vermieden. Regelmäßige Nahrungsaufnahme und das richtige Verhältnis von Energieaufnahme und -verbrauch sind die Voraussetzungen dafür. Die Aussage »Kohlenhydrate stimulieren Insulin, Proteine dagegen Glukagon« trifft in dieser starken Vereinfachung allerdings nicht zu. Aminosäuren als Abbauprodukte von Proteinen können sowohl die Insulin- als auch die Glukagonausschüttung fördern. Jedoch bewirkt eine proteinreiche, kohlenhydratarme Ernährung wohl eher eine stärkere Glukagonstimulation, während die kohlenhydratreiche Mahlzeit größeren Einfluss auf das Insulin hat.

Hält das Insulin in Schach: der glykämische Index

Sie wissen jetzt, dass Glukose der Hauptauslöser für die Insulinausschüttung ist. Auch einzelne Aminosäuren in sehr hoher Dosierung können die Insulinsekretion steigern. Es sind aber noch weitere Einflüsse bekannt. So löst das Gehirn schon zu Beginn einer Mahlzeit beim Anblick von Speisen oder beim ersten Kontakt mit der Zunge eine gesteigerte Insulinproduktion aus.

Das Insulinproblem in den Griff bekommen

Hinsichtlich der lebenswichtigen Funktion von Insulin gibt es keinen Zweifel. Nachteilig sind jedoch überschießende Insulinreaktionen sowie ein ständig überhöhter Insulinspiegel. Dem gilt es Einhalt zu gebieten. Es ist verständlich, dass dem Zusammenhang zwischen Nahrungskohlenhydraten, dem Blutzuckereinfluss und der daraus resultierenden Insulinreaktion dabei große Aufmerksamkeit zukommt. Wer sehr wenig Nahrungskohlenhydrate isst, wird dadurch auch sein Insulinniveau senken. Noch stärker insulinsparend wirkt sich folglich das Fasten aus. Sie müssen aber nicht gleich ins Extrem fallen, um Ihre Blutzuckerregulation in den Griff zu bekommen.

Es gibt keine Patentlösung

Sich nur auf die »Hauptverdächtigen« – die insulinstimulierenden Kohlenhydrate – zu konzentrieren, hilft allein nicht weiter. Extrem proteinreiche Diäten können nämlich den Insulinspiegel ebenfalls in die Höhe treiben. Letztlich hat der Körper (ähnlich wie beim Zucker) nichts davon, wenn überschüssige Eiweißbausteine (Aminosäuren) im Blutkreislauf zirkulieren. Auch ihr Zielort sind die Körperzellen. In der Tat ist Insulin das Speicherhormon für jeden Energie- und Nährstoffüberschuss. Aus Stoffwechselsicht ist jedenfalls der vernünftig dosierte Umgang mit allen drei Nährstoffen (Fette, Proteine, Kohlenhydrate) unter Beachtung einer ausgeglichenen Energiebilanz die beste Strategie.

Vorsicht bei Alkohol, Koffein und Co.!

Wenn Sie Probleme mit dem Gewicht und der Blutzuckerregulation haben, ist auch bei Alkohol- und Koffeingenuss Vorsicht geboten. Alkohol hemmt die Glukosefreisetzung in der Leber und kann deshalb zu einer Unterzuckerung im Blut führen.

Nach reichlichem Alkoholgenuss verspürt man deshalb häufig Heißhunger auf etwas Süßes. Außerdem machen viele alkoholische Getränke einen noch größeren Appetit, daher auch ihr Name »Aperitif« (den Magen öffnend). Alkohol hemmt die Fettverbrennung, da er bevorzugt selbst als Energiequelle verbrannt wird. Der Schnaps nach dem Essen macht zwar fettige Speisen leichter verdaulich, »neutralisiert« aber keineswegs die Alkoholkalorien – ganz im Gegenteil.

Am besten trinken Sie bei der GX-Diät mindestens 1 l Mineralwasser täglich, das etwa 100 mg Magnesium pro Liter enthält.

Über Kaffee und andere koffeinhaltige Getränke liest man viel, vor allem Widersprüchliches. Während die einen Autoren herausstellen, dass Koffein den Fettabbau und damit die Freisetzung von Fettsäuren fördert, weisen andere darauf hin, dass Koffein bei manchen Menschen eine verstärkte Insulinausschüttung bewirken soll. Zur ersten Behauptung kann ich sagen, wenn gleichzeitig Zucker im Kaffee enthalten ist, wird durch die Ausschüttung von Insulin die Freisetzung von Fettsäuren praktisch wieder aufgehoben.

Grüner Tee: die gesunde Alternative

Anzumerken bleibt, dass ein bis drei Tassen Kaffee am Tag (wegen der besseren Verträglichkeit möglichst mit etwas Milch und eventuell Zucker oder Süßstoff) keinem schaden. Wer jedoch ganz sichergehen möchte und koffeinempfindlich ist, wählt am besten entkoffeinierten Kaffee oder auch den koffeinfreien Getreidekaffee. Schwarzer und grüner Tee enthalten ebenfalls Koffein, allerdings ist dieses an Gerbstoffe gebunden, wodurch die Koffeinwirkung verzögert wird und länger nachwirkt. Wegen der wassertreibenden Wirkung von Koffein sollten gerade beim Sport und Abnehmen Wasser und Mineralwasser die erste Wahl sein, damit die Flüssigkeitsbilanz nicht ins Minus gerät.

tipp *Gesunder Genuss*

Um die beiden Stoffwechselhormone Insulin und Glukagon optimal auszubalancieren, kombinieren Sie am besten Kohlenhydrate – möglichst mit niedrigem bis mittlerem GLYX – und Proteine. Genießen Sie z. B. als kleine Fitmacher-Mahlzeit Obst mit Joghurt oder Quark.

Was sind Hypo- und Hyperglykämie?

Glykämie ist der Zuckergehalt im Blut. »Hypo« bedeutet zu wenig, »hyper« zu viel. Auf ein »hyper« kann schnell ein »hypo« folgen, denn ein hoher Blutzucker (Hyperglykämie) kann durch die verstärkte Insulinausschüttung ins Gegenteil umschlagen. Ein rascher Abfall des Zuckerspiegels bis zur Unterzuckerung (Hypoglykämie) macht schnell wieder hungrig, während Leistung und Konzentrationsfähigkeit stark abfallen. Hyperinsulinismus ist ein überhöhter Insulinspiegel im Blut, als Folge einer chronisch verstärkten Insulinproduktion aufgrund von Überernährung. Wird diese Stoffwechselentgleisung zum Dauerzustand, kann ein behandlungsbedürftiger Diabetes-mellitus-Typ-2 entstehen.

Ausdauersport senkt den Insulinbedarf

Mehr Bewegung verbessert den ganzen Stoffwechsel. Diät bzw. bewusste Ernährung und Sport (kein Leistungssport) zählen seit jeher zu den klassischen Säulen einer Diabetesbehandlung mit dem Ziel, den Zuckerhaushalt im Körper zu normalisieren. Nach den aktuellen Erkenntnissen von Ernährungswissenschaft und Medizin sind die Wirkungen auch auf die Behandlung von Übergewicht zu übertragen. Die Begründung dafür liegt in der günstigen Beeinflussung des Kohlenhydrat-, Insulin- und Fettstoffwechsels.

Jedes sinnvolle Programm zur Gewichtsreduzierung schließt daher Bewegung ein. Nicht jedes Training ist jedoch dazu gleichermaßen geeignet. Fette werden vorzugsweise bei Ausdauersport zur Energiegewinnung herangezogen. Ein dem Fettabbau gewissermaßen entgegenstehender hoher Insulinspiegel sinkt erst ab, wenn Sie mindestens 30 Minuten Sport treiben. Noch einmal: Die Voraussetzung für den Fettsäureumsatz und -abbau ist ein intakter Kohlenhydratstoffwechsel. Stehen zu wenig Kohlenhydrate zur Verfügung, kann auch die Fettverbrennung nicht richtig funktionieren.

Der Blutzuckerspiegel im Gleichgewicht

- Individuelle Mahlzeitenverteilung nach persönlichen Bedürfnissen. Orientierung an drei regelmäßigen Mahlzeiten. Zwischenmahlzeiten nach Bedarf, aber kein ständiges Zwischendurchessen. Zur Frage »Drei oder fünf Mahlzeiten am Tag?« siehe Seite 73.
- Bevorzugen Sie kohlenhydrathaltige Lebensmittel und Mahlzeiten mit niedrigem glykämischen Index, am besten in Kombination mit Proteinen.
- Die Spurenelemente oder Glukosetoleranzfaktoren (GTF) Zink und Chrom sind für die Insulinwirkung wichtig. Sie sind in Fisch, Fleisch, Käse, Haferflocken und Eiern enthalten, deshalb gehören auch tierische Lebensmittel in einen ausgewogenen GLYX-Speiseplan!

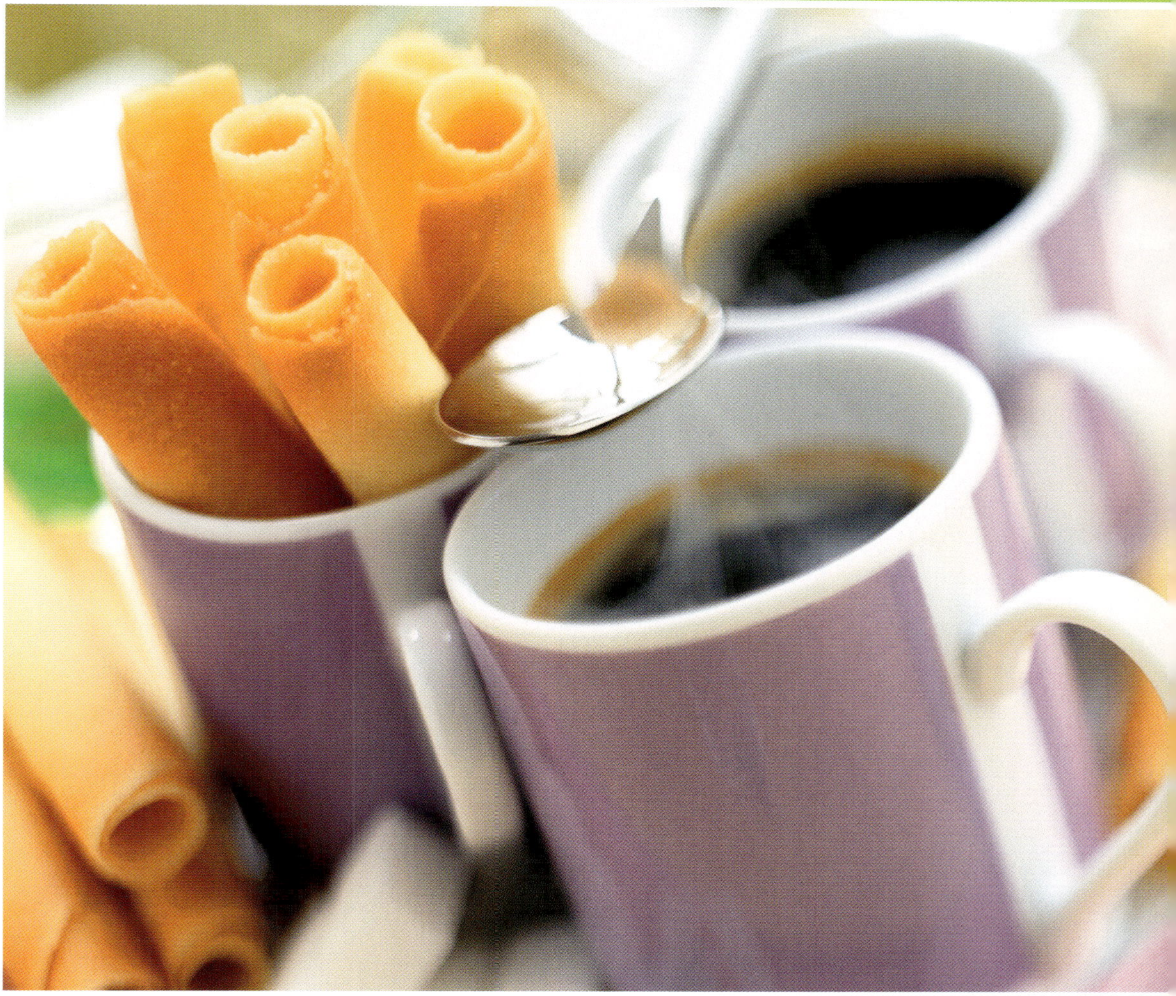

Eine bis drei Tassen Kaffee am Tag, möglichst mit Milch, dürfen Sie sich ohne schlechtes Gewissen gönnen!

Was ist für Diabetiker wichtig?

Bei übergewichtigen Diabetikern, die nicht über ausreichend Insulin verfügen, muss in erster Linie Fettgewebe abgebaut werden, damit der dadurch erhöhte Insulinbedarf gesenkt wird und die körpereigene Insulinproduktion wieder ausreicht. Eine Ernährung nach dem glykämischen Index sowie vermehrte und regelmäßige Bewegung unterstützen diese Wirkung. Zusätzlich kann eine ballaststoffreiche, fettarme Kost Spätschäden verhindern.

info

Für Diabetiker mit absolutem Insulinmangel ist die bedarfsgerechte zusätzliche Verabreichung von Insulin die wichtigste Maßnahme. Über die jeweils richtige Behandlung sollte hierbei immer der Arzt entscheiden.

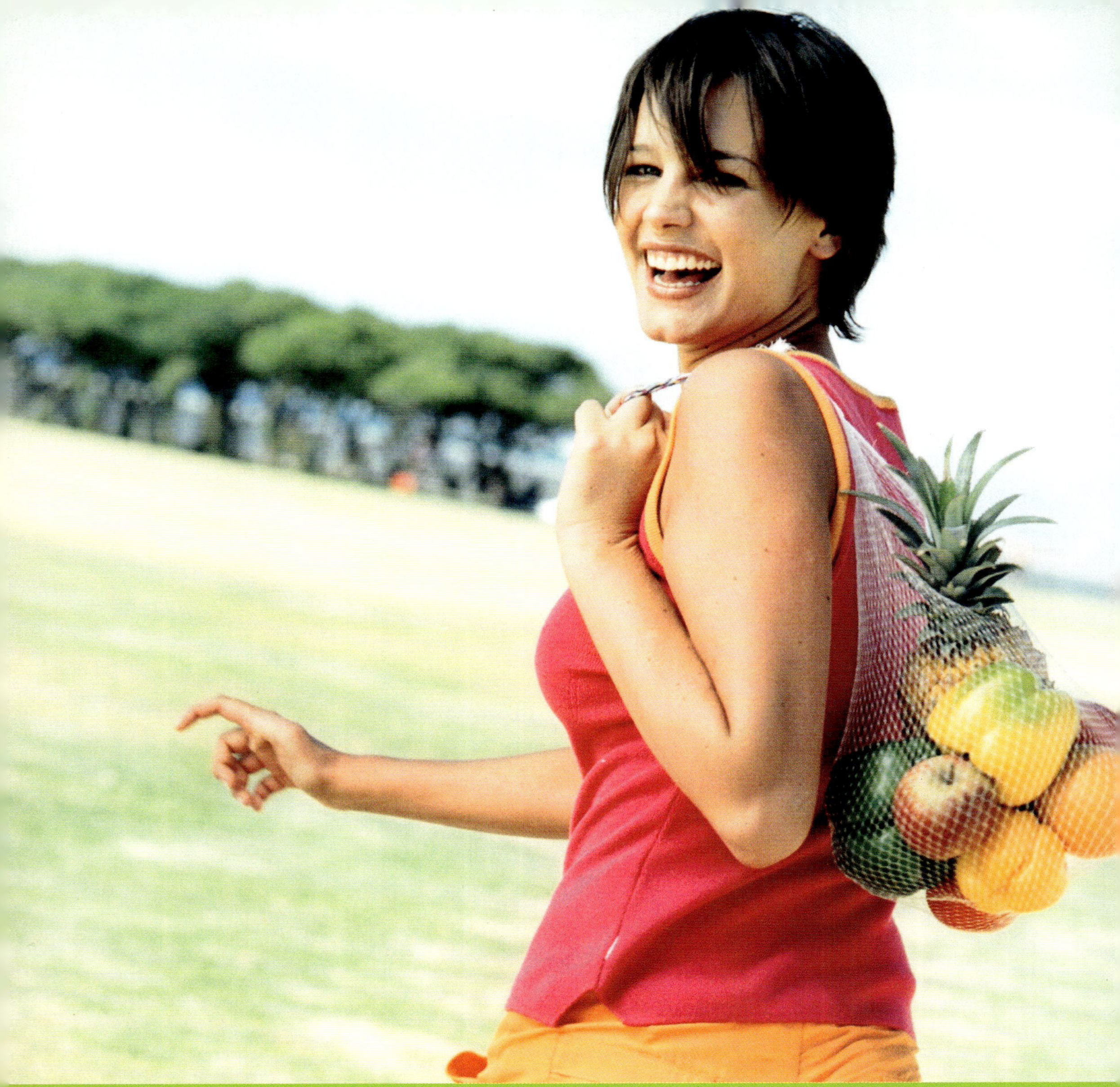

4 Gesund mit dem glykämischen Index

Die Insulinresistenz ist längst nicht nur ein Blutzuckerproblem, sondern wird nicht zuletzt als Wegbereiter für Krankheiten wie Bluthochdruck und Herz-Kreislauf-Erkrankungen sowie Typ-2-Diabetes, die mit zunehmendem Lebensalter immer häufiger auftreten, angesehen. Ein rechtzeitiges Gegensteuern durch bedarfsangepasste Energiezufuhr, die Orientierung des Kohlenhydratverzehrs am glykämischen Index und vermehrte körperliche Aktivität ist das beste Vorsorgekonzept.

Der GLYX – Schlüssel zum schlanken Glück

Das gesundheitsfördernde Potenzial einer am glykämischen Index orientierten Ernährung wird zunehmend untersucht und immer weiter durch wissenschaftliche Studien untermauert. Die australische Ernährungsforscherin und GLYX-Expertin Jennie Brand-Miller hat mit anderen Ernährungsfachleuten aufgelistet, bei welchen mit einem hohen Blutzucker in Verbindung stehenden Problemen die Beachtung des glykämischen Index durchaus hilfreich sein kann:

- Übergewicht – besonders so genannte bauchbetonte Adipositas
- Typ-1-Diabetes
- Typ-2-Diabetes
- so genannter Schwangerschaftsdiabetes
- verschlechterte Glukosetoleranz mit beginnendem Diabetes
- Insulinresistenz und Wohlstandssyndrom
- Fettstoffwechselstörungen mit erhöhten Triglyzeridwerten (= Neutralfette) und niedrigen HDL-Cholesterinwerten (= gutes Cholesterin)
- Herz-Kreislauf-Erkrankungen (Herzinfarkt und Schlaganfall)
- eventuell bestimmte Krebserkrankungen

Übergewicht und hoher GLYX – ein Teufelskreis

Gerade Übergewichtige bevorzugen energiedichte Nahrung zur Befriedigung ihres Hungers – Männer schätzen dabei eher Fettreiches und Deftiges, Frauen greifen meist zu Süßem, wie figurschädlichen Stärke-Fett-Zucker-Kombinationen in Form von Gebäck, Kuchen und Schokolade. Hinzu kommt, dass Kohlenhydrate mit einem hohen glykämischen Index zu einem insgesamt starken Blutzucker- und Insulinanstieg führen, was bei überkalorischer Ernährung die Fettsynthese und Fettdeponierung vorrangig im Bauchbereich

Eine GLYX-orientierte Ernährung beugt Erkrankungen vor und sorgt für Gesundheit und Wohlbefinden.

(so genannte Stammfettsucht) fördert (siehe Seite 35 ff.). Diese Fettansammlung ist besonders ungesund und mit einem hohen Risiko für Herz-Kreislauf-Erkrankungen verbunden.
Unbestritten ist auch, dass der Blutzucker nach dem Verzehr von Lebensmitteln mit hoher glykämischer Last durch die verstärkte Insulinausschüttung gegenregulatorisch abfällt. Dies verursacht erneut ein Hungergefühl und damit eine erhöhte Nahrungsaufnahme. Auf diese Weise essen Sie sich hungrig, dick und langfristig sogar krank! Aus gesundheitlicher Sicht besonders nachteilig wirkt sich eine derartige Kohlenhydratmast – also eine ständig hohe glykämische Belastung – auf die Abnahme der Insulinempfindlichkeit und die Entstehung der Insulinresistenz aus.

Lebensmittel mit niedrigem GLYX sättigen am nachhaltigsten

Es ist eine simple Tatsache: »Abnehmen kann nur, wer satt ist.« Dazu tragen volumenreiche Lebensmittel mit geringer Energiedichte und niedrigem glykämischen Index am besten bei. Eine Ernährungsumstellung in Richtung niedriger glykämischer Belastung verbessert gleichzeitig die infolge kalorischer Überernährung mit konzentrierter Energie aus Stärke, Fett und Zucker verloren gegangene Insulinempfindlichkeit des Körpers. Lebensmittel mit einem niedrigen glykämischen Index, wie Gemüse, Salate, Äpfel, Orangen und grobkörnige oder kernige Vollkornprodukte, sättigen aufgrund ihres »Fülleffekts« besser als Produkte mit einem hohen GLYX. Außerdem bringen sie den Blutzuckeranstieg nach dem Essen sowie die Insulinantwort und die Blutzuckerregulation wieder ins Lot. Kurz und gut: GX-Diäten sind ein wissenschaftlich erprobtes, sicheres und erfolgreiches Konzept, um auf Dauer gesund abzunehmen und schlank zu bleiben.

Glykämischer Index und Herzgesundheit

Die Beachtung der Blutzuckerwirksamkeit von Nahrungskohlenhydraten ist von größter Bedeutung für die Gesunderhaltung von Herz und Kreislauf. Da eine Ernährung mit niedrigem glykämischen Index den Heißhunger zügelt, beugt sie nicht nur dem Überessen und daraus folgenden Übergewicht vor, sondern auch den damit verbundenen Folgeerkrankungen. Darüber hinaus verbessern sich die Fließeigenschaft des Blutes und die Funktionstüchtigkeit der Blutgefäße.
Ein niedriger glykämischer Index vermag die ebenfalls gefäßschädigenden Triglyzeride im Blut zu senken – kurz die Beachtung des GLYX-

info *GLYX und Cholesterinwerte*

Wissenschaftliche Studien haben gezeigt, dass Menschen, die eine Diät mit niedrigem glykämischen Index einhalten, die höchsten HDL-Cholesterinwerte (das so genannte gute Cholesterin) und damit einen entsprechenden Herz-Kreislauf-Schutz haben.

Faktors kann sich auf verschiedenen Fronten in der Abwehr von Herz-Kreislauf-Erkrankungen segensreich auswirken.

Niedrige GLYX-Werte = hoher Gefäßschutz

Die westliche Ernährung besteht ungefähr zur Hälfte aus Kohlenhydratkalorien, die sich wiederum hauptsächlich aus konzentrierter Stärke und Zucker zusammensetzen. Diese werden rasch verdaut und schnell ins Blut aufgenommen, haben also einen hohen GLYX-Wert und lösen damit bei entsprechender Menge auch eine insgesamt höhere Blutzuckerbelastung aus. Es kommt zu hohen Blutzuckerspitzen. Diese können die Bildung von reaktiven Sauerstoffverbindungen (»Freie Radikale«) beschleunigen. Dadurch können insbesondere Blutfette oxidiert werden, was wiederum deren Schadwirkung auf die Gefäßwände erhöht. Auch Entzündungsvorgänge werden gefördert. Die Gefäßwände verdicken sich und verlieren zunehmend an Elastizität. Dadurch steigt der Blutdruck. Ebenfalls nimmt die Neigung zur Blutgerinnung und Thrombose (teilweiser oder vollständiger Verschluss eines Blutgefäßes) zu.

Sie müssen beim Abnehmen keinen Hunger leiden, wenn Sie GLYX-bewusst essen.

Wirken Sie der Infarktgefahr entgegen!

Die erhöhten Risiken in Bezug auf den Funktionszustand der Blutgefäße und die damit verbundene Infarktgefahr sind auch ein Hauptgrund dafür, dass Menschen mit diabetischer Stoffwechsellage alles tun sollten, um für eine normale Blutzuckerkontrolle zu sorgen. Und dazu gehört in jedem Fall eine GLYX-bewusste Ernährung.

Besonders Übergewichtige sind gefährdet

Die Nachteile einer Ernährung mit hohem Kohlenhydratanteil – die ebenfalls eine hohe Aufnahme konzentrierter, leicht verdaulicher Stärke- und Zuckerkalorien bedeutet – wirken sich übrigens bei Übergewichtigen viel stärker aus als bei schlanken Menschen. Wenn Adipöse mit bereits vorhandener Insulinresistenz kohlenhydratreich essen und Kohlenhydrate mit hohem glykämischen Index bevorzugen, müssen sie mit einem entsprechend erhöhten Herz-Kreislauf-Risiko rechnen.

Meiden Sie Lebensmittel mit hohem GLYX-Faktor!

In einer großen Studie mit übergewichtigen Frauen zeigte sich, dass ein hoher Verzehr rasch verfügbarer Kohlenhydrate die an der Entstehung der Arteriosklerose beteiligten Entzündungsprozesse in der Gefäßwand begünstigt. Dabei ist das so genannte hochsensitive C-reaktive Protein (hs-CRP) das am besten dokumentierte Anzeichen für Entzündungsprozesse in arteriosklerotisch veränderten Gefäßwänden. Hs-CRP gilt heute als eigenständiger Risikofaktor. Steigt dieser Wert an, nimmt das Risiko für arteriosklerotische Ereignisse zu, beispielsweise die ischämische Herzkrankheit. Ischämie ist eine Durchblutungsstörung infolge Gefäßverengung oder -verschluss. Dabei gibt es eine signifikante und positive Korrelation zwischen glykämischer Belastung und dem hochsensitiven Entzündungsmarker. Erhöhte hs-CRP-Werte können der Erklärungsansatz für den Zusammenhang bzw. das Bindeglied von hoher glykämischer Last und dem erhöhten Risiko für koronare Herzerkrankungen sein.

Welche Lebensmittel Sie eher meiden sollten

Lebensmittel, die aufgrund ihrer hohen Kohlenhydratmenge und bei gleichzeitig hohem GLYX-Faktor in besonderem Maße zur hohen glykämischen Belastung beitragen, sind gekochte Kartoffeln, ballaststoffarme Frühstückscerealien (zum Beispiel normale Cornflakes), Weißbrot, Gebäck und weißer (geschälter) Reis.

GLYX und Krebs

Im Vergleich zu den gut dokumentierten Zusammenhängen zwischen Herz-Kreislauf-Erkrankungen und glykämischem Index gibt es weitaus weniger Beweise für eine mögliche Verbindung zwischen GLYX und Krebs. Grundsätzlich werden viele Einflussfaktoren mit der Krebsentstehung in Verbindung gebracht: Höhe der Energiezufuhr und Aufnahme raffinierter Kohlenhydrate, des Ballaststoffverzehrs, der Fettaufnahme sowie des Obst- und Gemüsekonsums, das Ausmaß körperlicher Aktivität und das Körpergewicht.

Prävention durch gesunde Ernährung

Eine am glykämischen Index orientierte Ernährung mit hohem Anteil an Gemüse, Obst, Vollkornprodukten und Hülsenfrüchten wirkt sich daher im Hinblick auf die Krebsprävention ohne Zweifel positiv aus. Nicht zuletzt tragen zur gesundheitsfördernden Wirkung einer am maßvollen GLYX orientierten Kost neben günstigen Kohlenhydraten auch eine Fülle von Vitaminen, Mineralstoffen, sekundären Pflanzenschutzstoffen und löslichen sowie unlöslichen Ballaststoffen bei. Dieses gesundheitliche Plus fehlt konzentrierten Stärke- und Zuckerprodukten wie Weißmehlerzeugnissen und Süßigkeiten ganz einfach.

Fazit: Da heutzutage immer mehr Menschen zu Inaktivität, Übergewicht und Insulinresistenz neigen, ist für sie die Wahrscheinlichkeit groß, dass Lebensmittel mit einem hohen glykämischen Index und eine Ernährung mit einer insgesamt hohen glykämischen Last (siehe Seite 52) die weitere Entstehung von Übergewicht begünstigen und ein Gesundheitsrisiko darstellen. Es lohnt sich also, gemäß dem glykämischen Index zu essen sowie fitnessbewusst zu leben!

info *GLYX-Bewusstsein gegen Diabetes*

Wird nicht rechtzeitig gegengesteuert, muss die Bauchspeicheldrüse aufgrund der abnehmenden Insulinwirkung immer mehr Insulin ausschütten (Hyperinsulinismus), um den Blutzuckerspiegel im Normbereich zu halten. Durch die schlechte Zuckerverwertung steigt der Blutzuckerspiegel schließlich in ungesunde Bereiche an, und es kommt zur Zuckerkrankheit. Beugen Sie dem durch GLYX-bewusste Ernährung vor!

Was außer GLYX-Bewusstsein noch wichtig ist

Einfach mehr Kohlenhydrate und weniger Fett zu essen bedeutet nicht automatisch einen besseren Schutz vor koronarer Herzkrankheit, Diabetes mellitus und Krebs. Das gilt vor allem dann, wenn die Art bzw. die Qualität der Kohlenhydrate nicht stimmt. Letztendlich ist eine GLYX-bewusste Ernährung die beste Strategie, um einfach gesünder zu essen und körperlich und geistig fit zu bleiben.

Doch der glykämische Index war nie als ausschließliches Bewertungskriterium für die Nahrungsauswahl und Speisenzusammenstellung gedacht, dank dem Kalorienzählen und Fettsparen überflüssig wären. Deshalb gibt es neben dem glykämischen Index noch andere Faktoren, die beachtet werden müssen, um wirklich gesund zu leben. Besonders wichtig ist es, für ausreichend Bewegung und Aktivität zu sorgen.

Die richtige Mischung macht's: Neben einer gesunden Ernährung sind Sport und Aktivität ebenso wichtig.

Körpergewicht und Aktivitätslevel

Körpergewicht und Aktivitätslevel sind die entscheidenden Schlüssel zur Beantwortung der Frage, wie großzügig wir mit Nahrungskohlenhydraten umgehen können. So war beispielsweise in China die traditionelle, kohlenhydratreiche Küche für die Menschen über viele Jahrhunderte von Vorteil, weil sie schwere körperliche Arbeit verrichten mussten. Heute arbeiten jedoch auch die meisten Chinesen in Büros. Mit der zunehmend inaktiven Lebensweise, dem gleich bleibenden Kohlenhydratverzehr sowie der ungünstigen Kohlenhydratauswahl – oft noch in Kombination mit viel gesättigtem Fett – wird sich das bald ändern. Und das hat nicht nur Konsequenzen für die Gewichtsentwicklung.

Sport und Bewegung dürfen nicht fehlen

Von körperlich Aktiven, insbesondere Sportlern, wissen wir, dass sie dank ihrer muskulären Beanspruchung eine bessere Insulinempfindlichkeit haben. Wenn Sie als sportlich Aktive(r) kohlenhydratreich – auch mit höheren GLYX-Werten – essen, bekommen Sie im Vergleich zum Inaktiven keine Probleme. Deshalb finden Sie in diesem Buch auch eine aktuelle Ergänzung in Form eines ausführlichen Bewegungs- und Sportteils (siehe Seite 132 ff.).

Der GLYX-Faktor in der Fitnessernährung

Was Sportler früher als Langzeitenergiespender bezeichneten, sind Lebensmittel mit einem niedrigen bis mittleren GLYX-Faktor. Sie dienen, rechtzeitig vor dem Training oder Wettkampf verzehrt, einer über mehrere Stunden anhaltenden gleichmäßigen Energiebereitstellung. Wenn aufgrund der Belastungsdauer dennoch ein Energienachschub erforderlich ist, empfehle ich Kohlenhydrate mit einem hohen glykämischen Index, da sie während des Sports schneller verfügbar sind.

Dazu können beispielsweise kohlenhydratangereicherte Getränke oder ebenso Bananen (portioniert) beitragen. Auch nach einer er-

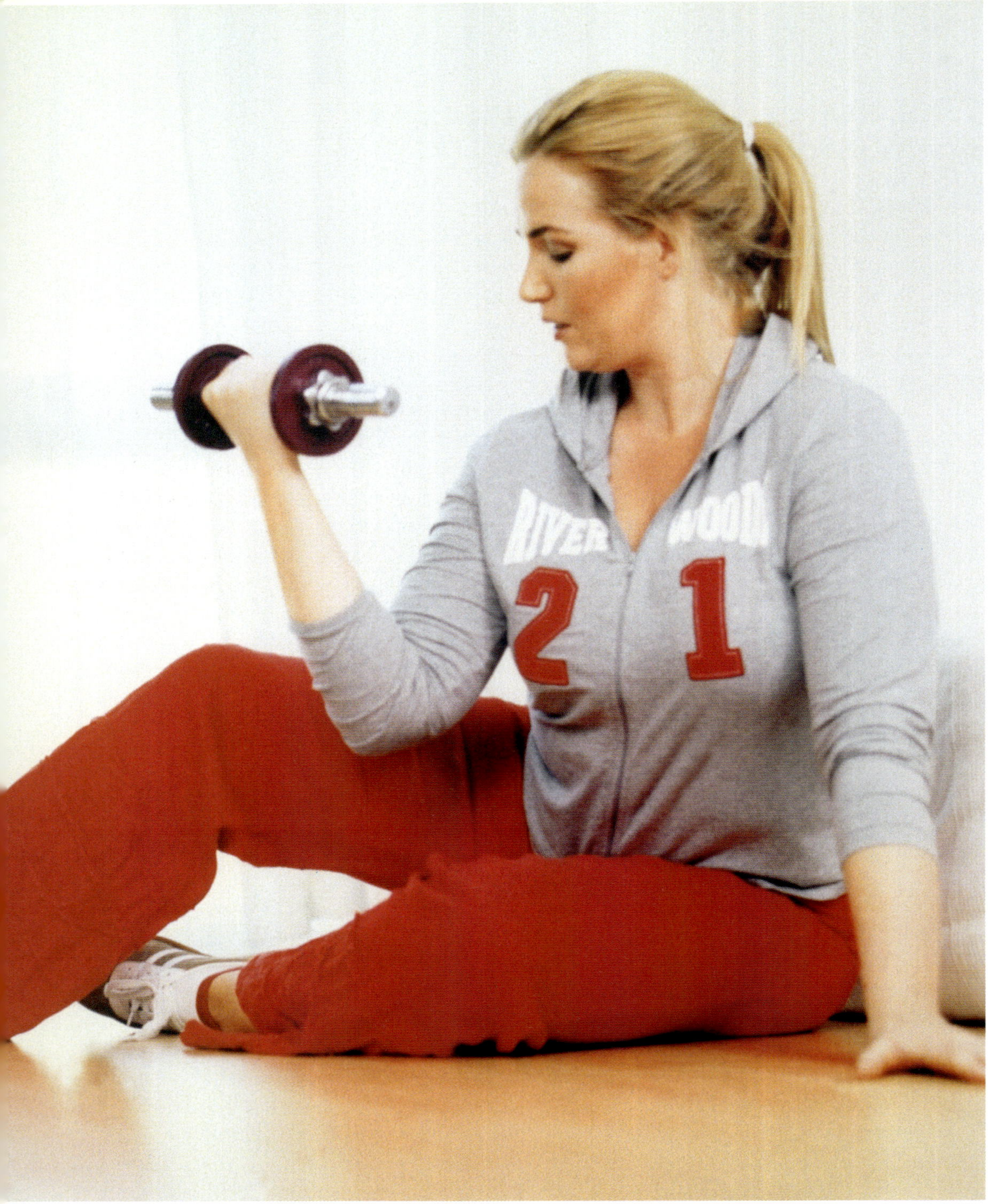

Bei starker körperlicher Belastung sind Kohlenhydrate mit mittlerem bis hohem GLYX sinnvoll, da sie während des Sports schneller verfügbar sind.

schöpfenden Belastung ist zur Auffüllung entleerter Glykogenspeicher eine kohlenhydratreiche Ernährung mit höherem glykämischen Index sinnvoll, vor allem wenn Trainings- und Wettkampfeinsätze eine rasche Regeneration erforderlich machen.
Von einem niedrigen glykämischen Index profitieren auch »Gehirnjogger«, die mit ihrem Brainfood für einen möglichst gleichmäßigen und lang anhaltenden Energienachschub sorgen wollen. Denn der Blutzucker ist der wichtigste Energiespender für die Kopfarbeit. Ein Abfall des Blutzuckers führt daher schnell zu Konzentrationsverlust und Müdigkeit. Kohlenhydrate mit einem günstigen glykämischen Index gelangen dosiert ins Blut und beugen einem zu starken Auf und Ab im Verlauf der Blutzuckerkurve vor. Außerdem wird der bei sitzender Tätigkeit unerwünschte Heißhunger infolge Blutzuckerabfalls vermieden. So bleiben Sie geistig fit und können auch Ihr Gewicht besser halten.

Brainfood: Kohlenhydrate und Proteine in der richtigen Kombination

Mit Kohlenhydraten können die Muskeln, aber auch die Gehirn- und Nervenzellen am besten arbeiten – vorausgesetzt, sie werden gleichmäßig mit Energie versorgt. Insbesondere Hafer ist ein ausgezeichneter Langzeitenergiespender für alle geistig-nervlich Geforderten. Proteine sind dagegen mehr an der Speicherung von Gedächtnisinhalten beteiligt. In Form von Eiweißmolekülen werden Informationen im Langzeitgedächtnis stofflich verankert. Die Bausteine der Nahrungseiweiße, die Aminosäuren, sind dagegen als Vorstufen von Nervenbotenstoffen, jenen flinken Kurieren im Nervensystem, u. a. für die schnelle Informationsübermittlung zuständig. Ein Hafermüsli mit Milch oder Sojadrink sowie eine Quarkspeise mit frischen Beerenfrüchten oder Äpfeln sind bewährte Fitmacher für den Geist.

Essen Sie sich fit und schlank mit dem GLYX

Eine Ernährung mit niedrigem GLYX ist ernährungsphysiologisch vorteilhaft. Denn sie
- senkt den Insulinspiegel,
- verringert das Hungergefühl,
- unterstützt die Gewichtsabnahme,
- mindert das Risiko eines Typ-2-Diabetes,
- verringert die Gefahr einer koronaren Herzerkrankung,
- trägt positiv zur Krebsprävention bei,
- hält körperlich und geistig fit.

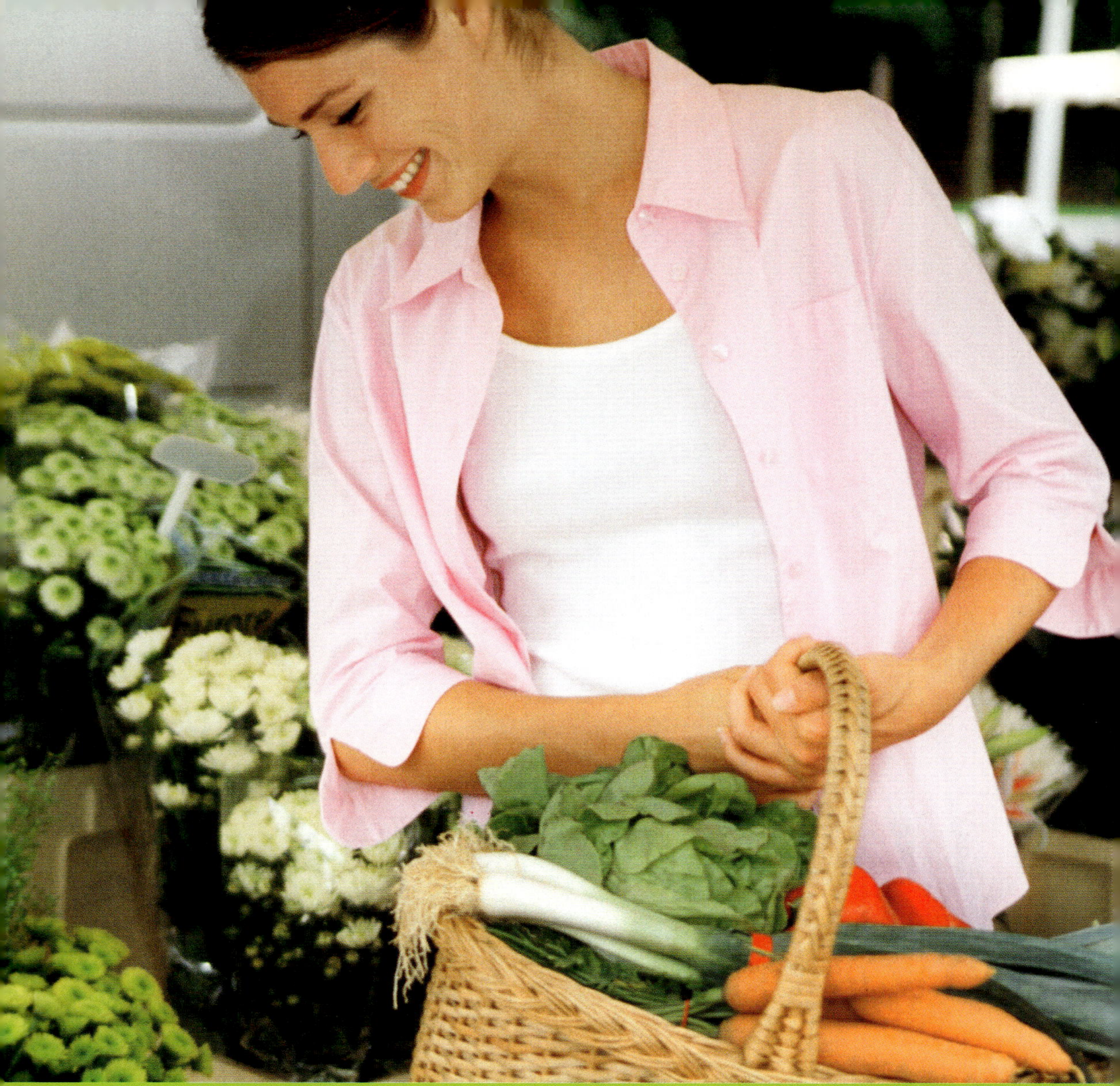

5 Was Sie vor einer GX-Diät wissen sollten

Der glykämische Index von Lebensmitteln und Mahlzeiten unterliegt vielfältigen Einflüssen, vor allem auch individuellen Schwankungen. Somit sind aber konkrete Zahlenangaben erschwert. Daher teilt man besser in günstige und weniger günstige GLYX-Kategorien ein. Je niedriger der glykämische Index eines Lebensmittels, desto besser für Ihre Gesundheit!

Berechnung des glykämischen Index

Durch die vielfältigen Faktoren, die den GLYX beeinflussen können, ergeben sich Schwierigkeiten bei der Ermittlung der GLYX-Werte der einzelnen Lebensmittel. Ganz bewusst möchte ich deshalb auf exakte Zahlenangaben verzichten, da sie eine Scheingenauigkeit vortäuschen würden. Statt einzelner Werte finden Sie in den Tabellen hier zum GLYX drei Kategorien: niedriger GLYX (grüner Punkt), mittlerer GLYX (gelber Punkt) und hoher GLYX (roter Punkt). Für die Einstufung der Lebensmittel sind selbstverständlich wissenschaftlich ermittelte Daten aus der Fachliteratur zu Grunde gelegt worden. Bezugsgröße ist die blutzuckersteigernde Wirkung von Glukose, deren GLYX mit 100 Prozent festgesetzt ist. Dabei wurde wie folgt unterteilt:

In diesem Buch ist Glukose der höchste Wert 100 zugeordnet. Es gibt jedoch auch Ansätze, die Weißbrot mit GLYX 100 ansetzen. Achten Sie darauf, wenn Sie vergleichen wollen.

- niedriger glykämischer Index < 51
- mittlerer glykämischer Index = 51–70
- hoher glykämischer Index > 70

Einfach zu befolgen: die GLYX-Botschaft

Die vereinfachte Botschaft lautet: Essen Sie bevorzugt Lebensmittel mit niedrigem glykämischen Index (z. B. Gemüse). Ergänzen Sie Ihren Speiseplan mit maßvollen Mengen aus der zweiten Kategorie (z. B. Vollkornprodukte). Seien Sie äußerst sparsam bei Lebensmitteln mit hohem GLYX (z. B. Weißmehlerzeugnisse und stark gezuckerte Limonaden). Die gesamte glykämische Last (»glycaemic load«) ergibt sich allerdings aus der Höhe des glykämischen Index und dem Kohlenhydratgehalt einer Portion des verzehrten Lebensmittels.

Die Kombination macht's

Wenn Sie gleichzeitig ein Lebensmittel mit einem hohen und ein anderes mit einem niedrigen glykämischen Index wählen, kann daraus für die gesamte Mahlzeit jedoch ein mittlerer GLYX-Faktor resultieren. Essen Sie beispielsweise zu zwei bis drei mittelgroßen Kartoffeln (hoher GLYX) eine größere Portion Salat, Gemüse oder Linsen (alles mit niedrigem GLYX), dann hat die gesamte Mahlzeit eher einen mittleren glykämischen Index. Auch weißen Reis können Sie ähnlich mit reichlich Gemüse und Hülsenfrüchten kombinieren und seinen hohen GLYX-Faktor »entschärfen«.

Die Formeln zur Ermittlung des GLYX und der GL zeigen, wie Wissenschaftler den Faktor bestimmen. Selbst zu rechnen brauchen Sie allerdings nicht.

Zwar ist der GLYX von Bitterschokolade, Sahneeis und Croissant oder Buttertoast nicht allzu hoch. Wenn Sie zu viel davon essen, schadet das natürlich trotzdem Ihrer Figur. Folglich darf das GLYX-Konzept nicht losgelöst von einer fettbewussten Ernährung praktiziert werden. Denken Sie daran, dass insulinstimulierende Kohlenhydrate vor allem in Verbindung mit (zu reichlich) Fett das eigentliche »Mastprogramm« in der Ernährung des Menschen sind.

Wie berechnet man GLYX und GL?

Betrachtet man das Verhalten des Blutzuckerspiegels nach dem Essen, so ergibt sich zunächst ein Anstieg und dann ein Abfall, was sich als Kurve darstellen lässt. Aus der Fläche, die unter einer Blutzuckerkurve entsteht, kann man den glykämischen Index ermitteln. Dabei wird der Prozentsatz angegeben, der sich im Vergleich zur Aufnahme der gleichen Kohlenhydratmenge in Form von Glukose (Traubenzucker) ergibt. Die Blutzuckerfläche nach Traubenzuckeraufnahme hat den GLYX-Wert 100. Der GLYX aller anderen Lebensmittel steht also im Verhältnis zum Traubenzucker. Wissenschaftler arbeiten mit folgender Formel:

$$\text{GLYX in \%} = \frac{\text{Fläche unter der Blutzuckerkurve des Testlebensmittels} \times 100}{\text{Fläche unter der Blutzuckerkurve der Glukose}}$$

Praxismaß glykämische Last

Der GLYX-Wert eines Lebensmittels ist eigentlich nur eine halbe Sache. Es handelt sich um einen experimentell ermittelten Wert in Bezug auf den Blutzuckeranstieg nach dem Verzehr einer definierten Kohlenhydratmenge - eben 50 Gramm verdauliche Kohlenhydrate in Form von Trauben- oder Haushaltszucker, Brot, Hülsenfrüchten etc. Tatsächlich isst aber niemand genau 50 Gramm Kohlenhydrate, sondern unterschiedliche Mengen kohlenhydrathaltiger Lebensmittel und nimmt damit auch unterschiedliche Kohlenhydratmengen zu sich. In der Praxis der Ernährungsberatung wird der GLYX deshalb nicht isoliert angewendet, sondern in Bezug zum Kohlenhydratgehalt einer Verzehrsportion gesetzt: Denn das Ausmaß der Blutzuckerantwort wird sowohl vom GLYX-Faktor als auch der tatsächlich gegessenen Kohlenhydratmenge beeinflusst. Dies nennen wir die glykämische Last.

$$\text{GL (Glykämische Last) in \%} = \frac{\text{GLYX} \times \text{Gramm Kohlenhydrate (einer Portion)}}{100}$$

Glykämischer Index (GLYX) und Glykämische Last (GL) ausgewählter Lebensmittel

Lebensmittel	GI	Verzehrsporticn in g	Kohlenhydratgehalt einer Portion in g	GL
Aprikose, frisch	**57**	120	9	**5**
Aprikose, getrocknet	**31**	60	28	**9**
Äpfel	**38**	120	15	**6**
Apfelsaft	**40**	250	28	**11**
Banane	**52**	120	24	**12**
Bohnen, grün	**29**	150	30	**9**
Bratkartoffeln	**85**	150	30	**26**
Brot, Vollkorn, grob	**52**	30	20	**10**
Brot, Weißbrot	**70**	30	14	**10**
Chips	**54**	50	21	**11**
Cola-Limonade	**58**	250	26	**16**
Cornflakes	**81**	30	26	**21**
Erdnüsse	**14**	50	6	**1**
Haferflocken	**39**	30	17	**7**
Honig	**55**	25	18	**10**
Kekse	**67**	50	29	**19**
Konfitüre	**51**	30	20	**10**
Milch	**27**	250	12	**3**
Möhren, roh	**16**	80	8	**1**
Möhren, gekocht, weich	**49**	80	5	**2**
Pellkartoffeln	**65**	150	27	**18**
Pommes frites	**75**	150	29	**22**
Reis, Langkorn	**56**	150	41	**23**
Reis, parboiled	**47**	150	36	**17**
Schokolade – Vollmilch	**43**	50	28	**12**
Schokolade (mit Maltit)	**30**	50	28	**8**
Schokolade (mit Isomalt)	**14**	50	28	**4**
Spaghetti, weich gekocht	**61**	180	43	**27**
Spaghetti, al dente	**44**	180	48	**21**
Wassermelone	**72**	120	6	**4**
Zucker:				
Saccharose	**68**	10	10	**7**
Glucose	**100**	10	10	**10**

Die GL wird folgendermaßen bewertet:
< 10 = grüner Bereich
< 20 = mittlerer Bereich
≥ 20 = roter Bereich

Unterschiedliche Blutzuckerantwort auf Glukose und Linsen

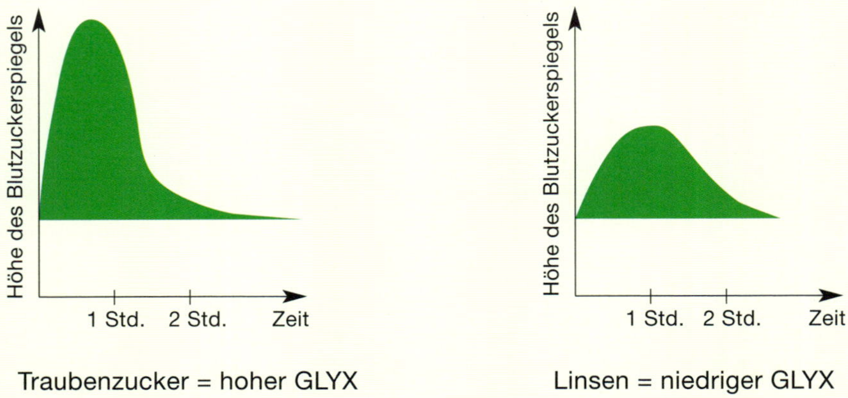

Mit Traubenzucker verglichen haben beispielsweise gekochte braune Linsen einen GLYX-Wert von nur etwa 30. Konkret bedeutet das, die Fläche unter der Blutzuckerkurve nach dem Verzehr von Linsen macht nur etwa 30 Prozent im Vergleich zu der Fläche unter der Kurve von Glukose aus. Die Blutzuckerprofile von Referenz- und Testlebensmittel stellen sich wie in der obigen Übersicht dar.

Was zeigt die Blutzuckerkurve?

Sie sehen, dass der steile und insgesamt deutlich höhere Blutzuckeranstieg nach Verzehr von Traubenzucker eine größere Fläche unter der Kurve bedingt als nach dem Genuss von Linsen. Gleichzeitig besteht ein enger Zusammenhang zwischen dem GLYX-Faktor und der Insulinreaktion. Je größer die Fläche unter der Blutzuckerkurve ist, desto mehr Insulin wird insgesamt zur Verwertung benötigt.

Die richtigen Testbedingungen

In der Praxis ist die genaue Bestimmung des glykämischen Index eines Lebensmittels eine aufwändige Prozedur, die mehrere Stunden dauert. Wichtig ist, vergleichbare Kohlenhydratmengen zu testen, das heißt jeweils 50 Gramm Kohlenhydrate z. B. in Form von Traubenzucker, Brot oder Hülsenfrüchten. Während 50 Gramm Kohlenhydrate mit 50 Gramm reinem Traubenzucker identisch sind, müssen Sie bei geschälten und gekochten Kartoffeln immerhin eine 250-Gramm-Portion essen, denn erst in dieser Menge sind ebenfalls 50 Gramm reine Kohlenhydrate enthalten. 50 Gramm Kohlenhydrate sind in 100 Gramm Weißbrot oder 100 Gramm getrockneter Linsen enthalten.

Wenn die Testmengen festgelegt sind, kann in einem Versuch die individuelle Reaktion der Testperson auf die Testmahlzeit (z. B. Weißbrot) im Vergleich zum Traubenzucker ermittelt werden. Dafür wird über zwei bis drei Stunden regelmäßig der Blutzucker bestimmt, und die Blutzuckerwerte werden aufgezeichnet, sodass die Fläche unter der Kurve und der glykämische Index berechnet werden können.

Der GLYX unterliegt individuellen Schwankungen

Genau genommen ist der glykämische Index von Person zu Person unterschiedlich und müsste jeweils individuell ermittelt werden. Es wird angeraten, den Test bei ein und derselben Person mehrmals zu wiederholen. Zur Bestimmung des glykämischen Index sollten Ergebnisse von mehreren Personen vorliegen, sodass ein Durchschnittswert gebildet werden kann.

Die wissenschaftliche Datenlage erlaubt heute die Aufstellung umfangreicher Lebensmitteltabellen zum glykämischen Index (siehe Seite 78 bis 88), die ihren Zweck als Orientierungshilfe bei der täglichen Mahlzeitenzusammenstellung erfüllen.

Vergleichen Sie nicht Äpfel mit Birnen!

Die Verwendung von zwei Messstandards hat zur Verwirrung geführt. So haben einige Wissenschaftler vorgeschlagen, anstatt von Glukose Weißbrot als Referenzlebensmittel zu wählen, weil es für unsere Essgewohnheiten typischer sei als der Verzehr von isoliertem Traubenzucker. Wenn man nun für 50 Gramm Kohlenhydrate in Form von Weißbrot einen glykämischen Index von 100 zu Grunde legt, bewirkt der Verzehr von anderen Lebensmitteln unter Umständen einen höheren Wert als 100. Das ist z. B. für Glukose mit 140 der Fall, da sie den Blutzucker stärker ansteigen lässt als Weißbrot. Falls Sie Werte aus verschiedenen Tabellen vergleichen wollen, muss Ihnen in jedem Fall der

Wenn man Weißbrot als GLYX = 100 zu Grunde legt, kann der GLYX einiger Nahrungsmittel über 100 liegen, weil diese einen höheren Blutzuckerspiegel bewirken als das Weißbrot.

Zwischenbilanz: Reicht der GLYX allein schon aus?

Rein rechnerisch ist die Ermittlung des glykämischen Index kein Problem. Eine Reihe von Fragen nach dem praktischen Nutzen des GLYX für die Ernährungsberatung bleibt aber offen. So wird z. B. ein kohlenhydrathaltiges Lebensmittel selten allein, sondern in der Regel im Verbund einer Mahlzeit gegessen. Außerdem spielt auch eine große Rolle, ob es sich um feste Mahlzeiten, pürierte Speisen oder Flüssigkeiten, große oder kleine Portionen, rohe oder gegarte Lebensmittel sowie gut oder weniger gut gekaute Nahrung handelt!

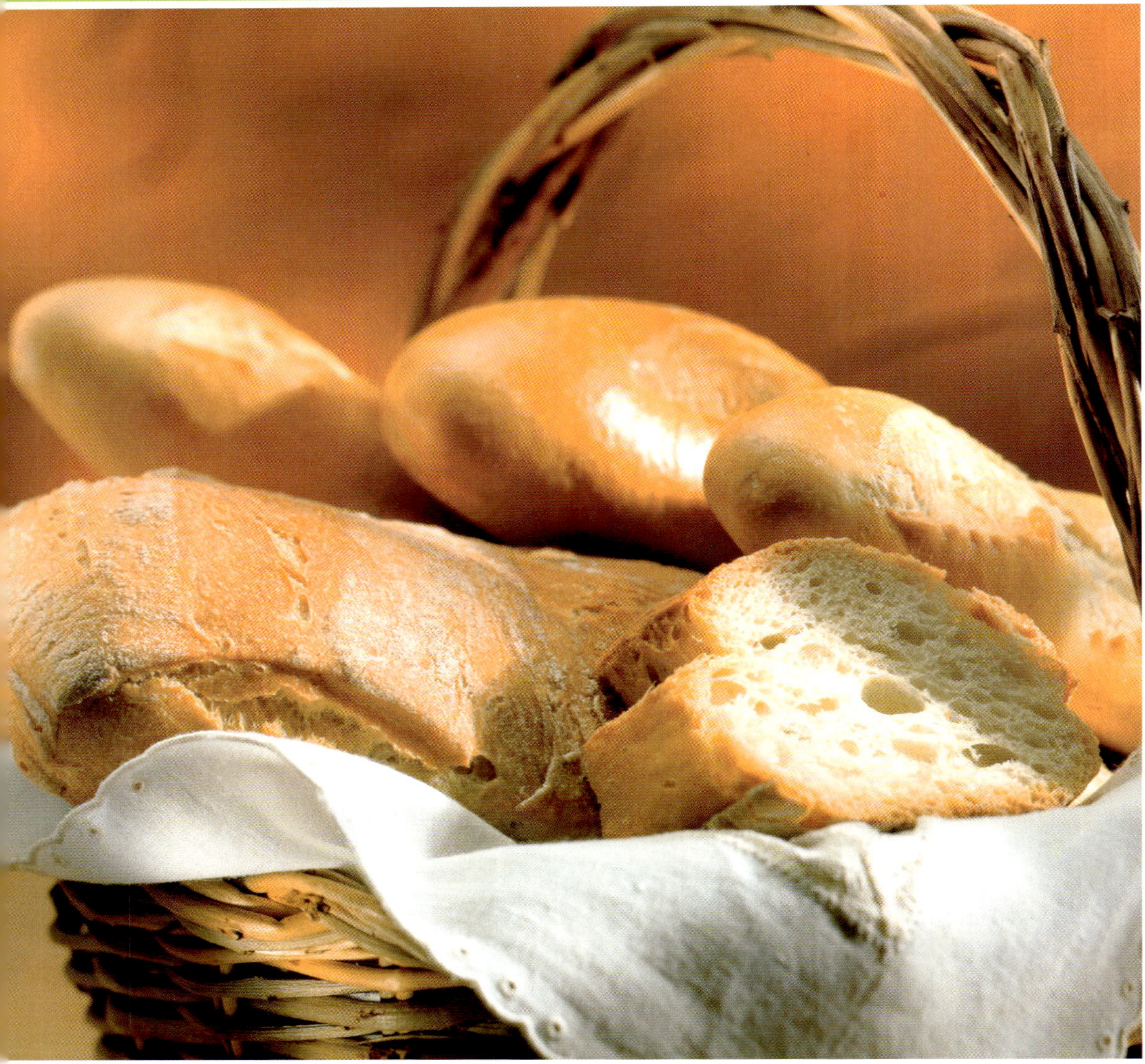

Achten Sie bei der GLYX-Tabelle darauf, ob Weißbrot oder Traubenzucker als Referenzlebensmittel zu Grunde gelegt wurde.

Messstandard bekannt sein. In diesem Buch wurde der Glukosestandard mit einem glykämischen Index von 100 zu Grunde gelegt. Wenn allerdings Weißbrot als Referenzlebensmittel genommen wird, multiplizieren Sie den GLYX-Wert für das entsprechende Lebensmittel mit dem Faktor 0,7, um dem Glukosestandard zu entsprechen.

Beispiel: Gemessen am Weißbrotstandard (glykämischer Index von Weißbrot = 100) haben Äpfel einen GLYX von 52. Bezogen auf den Glukosestandard (glykämischer Index von Traubenzucker = 100) ergibt sich dann rechnerisch durch Multiplikation von 52 × 0,7 ein glykämischer Index von etwa 36.

Die Geschwindigkeit macht's

Die Hauptaufgabe der Verdauungsorgane ist es, die Nährstoffe aus den Speisen für die Aufnahme in den Blutkreislauf aufzubereiten. Dass der Weg der Nahrung bis zur Verwertung mal kürzer und mal länger ist, liegt daran, dass die in den Lebensmitteln »verpackten« Nährstoffe erst einmal in eine geeignete Form gebracht werden müssen. Größere Nährstoffkomplexe wie Stärke, Fett und Proteine werden zunächst durch die Enzyme in verwertbare Teilchen zerlegt. Erst aus diesen kann der Organismus Energie gewinnen oder körpereigene Substanzen aufbauen. Der nicht verwertbare Rest der Nahrung wird ausgeschieden.

So verdauen wir Kohlenhydrate

Der Vorgang der Verdauung beginnt im Mund mit dem Kauen und Einspeicheln der Nahrung. Von dort gelangt der Nahrungsbrei über die Speiseröhre in den Magen und ganz zum Schluss in den Dünndarm. Vorrangige Aufgabe des Magens ist es, den Speisebrei vorübergehend zu speichern und ihn dann portionsweise an den Dünndarm abzugeben. Dadurch soll verhindert werden, dass das Nährstoffangebot die Aufnahmekapazität der Dünndarmschleimhaut überfordert.

Die Geschwindigkeit, mit der Kohlenhydrate den Magen durchqueren, bestimmt ihre Blutzuckerwirksamkeit: je langsamer, desto niedriger ist der GLYX.

Schwer verdauliche Speisen verweilen länger im Magen. Der Magenpförtner, das ist der Verschluss am Magenausgang, öffnet sich entsprechend verzögert und lässt nur einen Teil der Nahrung in den Dünndarm gelangen. Je schneller Kohlenhydrate den Magen verlassen, desto rascher werden sie blutzuckerwirksam. Unmittelbar nach der Passage des Magenpförtners beginnt die Verdauung der Kohlenhydrate. Sind sie erst einmal am Hauptort ihrer Verdauung im Dünndarm angelangt, läuft alles sehr schnell ab. Auch wenn Stärke oder Haushaltszucker erst in Einfachzucker aufgespalten werden müssen, entsteht dadurch keine wesentliche Verzögerung.

Wird am schnellsten aufgenommen: Traubenzucker

Traubenzucker muss gar nicht erst verdaut werden, sondern kann vom Körper direkt aufgenommen werden. So hat bei gesunden Erwachsenen die Glukoseaufnahme in den Blutkreislauf bereits 30 Minuten nach Trinken einer Traubenzuckerlösung ihren Höhepunkt erreicht. Der Zuckeranstieg in dieser Phase der Verdauung ist das Signal für die Zellen der Bauchspeicheldrüse, Insulin auszuschütten. Wenn man die Verweildauer der Nahrung im Magen verlängert, kann man auf die Insulinausschüttung Einfluss nehmen.

Was verzögert die Magenentleerung?

Die Magenentleerung wird von vielen Faktoren bestimmt: vom Nahrungsvolumen bzw. der Portionsgröße, vom Ballaststoffanteil, vom Fettgehalt, von der Energiedichte und Konsistenz der Nahrung. Flüssigkeiten passieren den Magen generell schneller als feste Speisen. Bei Getränken mit niedrigem Zuckergehalt kann die Magenentleerung bereits nach zehn Minuten erfolgen.

Das ist für Sportler wichtig, die während einer längeren Belastung dem Körper damit zusätzlich Energie zuführen können. Durch die rasche Magenentleerung wird auch ein unangenehmes Völlegefühl während der sportlichen Leistung vermieden. Sportlergetränke mit einem entsprechend niedrigen Gehalt an Glukose oder Maltodextrin (Stärkeabbauprodukt) haben aufgrund ihrer raschen Magenentleerung einen hohen glykämischen Index. Reiner Apfelsaft wird dagegen aufgrund seiner höheren Zuckerkonzentration (über zehn Prozent) langsamer aus dem Magen entleert. Für Apfelsaft ergibt sich durch seinen hohen Fruchtzuckeranteil insgesamt ein niedriger glykämischer Index.

Getränke mit niedrigem Gehalt (sechs bis acht Prozent) an Einfachzuckern liefern Sportlern Energie, die der Körper ebenso schnell aufnimmt wie Wasser.

Lieber die ganze Frucht als nur den Saft genießen

Essen Sie allerdings einen Apfel, so fällt durch das Pektin (Ballaststoff) der Blutzuckeranstieg noch geringer aus. Darauf beruht auch die Empfehlung, während einer Diät oder als kleine Zwischenmahlzeit lieber die ganze Frucht und nicht ihren Saft zu genießen. Außerdem haben Sie durch den Kauvorgang ein entsprechendes Esserlebnis, und es stellt sich eher ein Sättigungsgefühl ein.

Wer gut kaut und langsam isst, kann Sättigung besser registrieren. Das Gehirn benötigt nämlich nach Beginn der Nahrungsaufnahme zirka 20 Minuten, bis es die ersten Sättigungssignale aus dem Stoffwechsel erhält. Hastige Esser verschlingen in dieser Zeit (zu) viele Kalorien und spüren noch gar keine richtige Sättigungsrückmeldung.

Ist der glykämische Index schätzbar?

Um den glykämischen Index eines Nahrungsmittels zuverlässig zu ermitteln, sind konkrete Tests notwendig. Allerdings können aufgrund wissenschaftlicher Untersuchungen mittlerweile einige Faktoren, die den GLYX beeinflussen, näher erläutert werden. Ergebnisse für ein Lebensmittel sind aber nicht ohne weiteres auf ein anderes übertragbar. Der unterschiedliche glykämische Index der kohlenhydrathaltigen Lebensmittel lässt sich nur zum Teil dadurch erklären, dass die Glukose aus ballaststoffreichen Lebensmitteln langsamer freigesetzt und aufgenommen wird als aus ballaststoffarmen. Diskutiert werden auch spezielle Stärke-Protein- bzw. Stärke-Fett-Verbindungen sowie Hemmstoffe der Kohlenhydratverdauung wie Enzymhemmer und Phytate in Getreiden.

Es gibt verschiedene Einflussfaktoren auf den GLYX, die von Lebensmittel zu Lebensmittel unterschiedlich sind.

Garzustand beeinflusst die Blutzuckerkurve

Eine zentrale Rolle beim GLYX-Faktor spielt der physikalische Zustand der Stärke in den Lebensmitteln. So führt erhitztes Weizenvollkornschrot bei gesunden Versuchspersonen nach dem Essen zu höheren Blutzucker- und Insulinkonzentrationen als rohes Weizenvollkornschrot, mit dem etwa ein Frischkornbrei zubereitet wird.

Auch das Ausmaß der mechanischen Zerkleinerung, etwa beim Kauen, und verschiedene lebensmitteltechnologische Verfahren können den Anstieg der Blutzuckerkurve beeinflussen.

Stärke ist nicht gleich Stärke

Im Gegensatz zur kompakten Stärke im Rohzustand sind gequollene Stärkekörner (verkleisterte Stärke) nach dem Kochen leichter zugänglich für die Enzyme des Dünndarms. Die meisten stärkehaltigen Lebensmittel, allen voran die Kartoffeln, werden deshalb oft nur gegart gegessen. Durch das Quellen der Körner vergrößert sich die Angriffsfläche für die Enzyme, und Glukose kann rasch freigesetzt werden. Gekochte oder gebackene Kartoffeln haben deshalb ebenso wie Weißbrot einen hohen GLYX. In fett- und zuckerhaltigem sowie gleichzeitig wasserarmem Gebäck kann die Stärkeverkleisterung verringert sein, sodass daraus ein mittlerer GLYX-Faktor resultiert.

Weil die enthaltene Stärke beim Garen verkleistert und deshalb leicht verdaut werden kann, haben Kartoffeln einen hohen GLYX.

GLYX-Bremse: Ballaststoffe

Außerdem kann der Fettgehalt die Magenentleerung verzögern, wodurch zum Teil auch fetthaltige Kartoffelprodukte einen günstigeren glykämischen Index haben. Darüber hinaus ist ebenso die Teilchengröße der Getreidekörner von Bedeutung.
Das Schroten und Mahlen der Körner führt zu kleineren Partikeln und erleichtert sowohl die Wasseraufnahme beim Quellvorgang als auch den Angriff der Verdauungsenzyme. Je kleiner die Partikel, desto höher ist der glykämische Index. Er nimmt in der Reihenfolge ganzes Korn – Vollkornschrot – Gries – fein gemahlenes Mehl zu. Und hier setzt die Kritik am modernen Lebensmittelsortiment an. Wer sich überwiegend von niedrig ausgemahlenen Weißmehlerzeugnissen ernährt, nimmt im Vergleich zu besser »verpackten« Vollkornprodukten weniger Bal-

info ***Stärke im Detail***

Lebensmittelchemiker unterscheiden zwei Arten von Stärke in Lebensmitteln: Amylose und Amylopektin. Dabei ist das verzweigtkettige Amylopektin sowohl quellfähiger als auch »offener«, also günstiger für den enzymatischen Abbau. Lebensmittel mit einem höheren Amylopektinanteil haben folglich einen höheren GLYX-Faktor. Das trifft z. B. auf Weizenmehl zu. Die schwerer zugängliche langkettige Amylose bewirkt einen niedrigeren glykämischen Index. Ihr relativ hoher Anteil in Basmatireis bedingt verglichen mit normalem Reis den etwas günstigeren GLYX dieser Reissorte aus Indien, die auch Duftreis genannt wird. Verwenden Sie deshalb bevorzugt Basmatireis! Einen niedrigen GLYX haben auch Glasnudeln, die aus Mungbohnenstärke hergestellt werden.

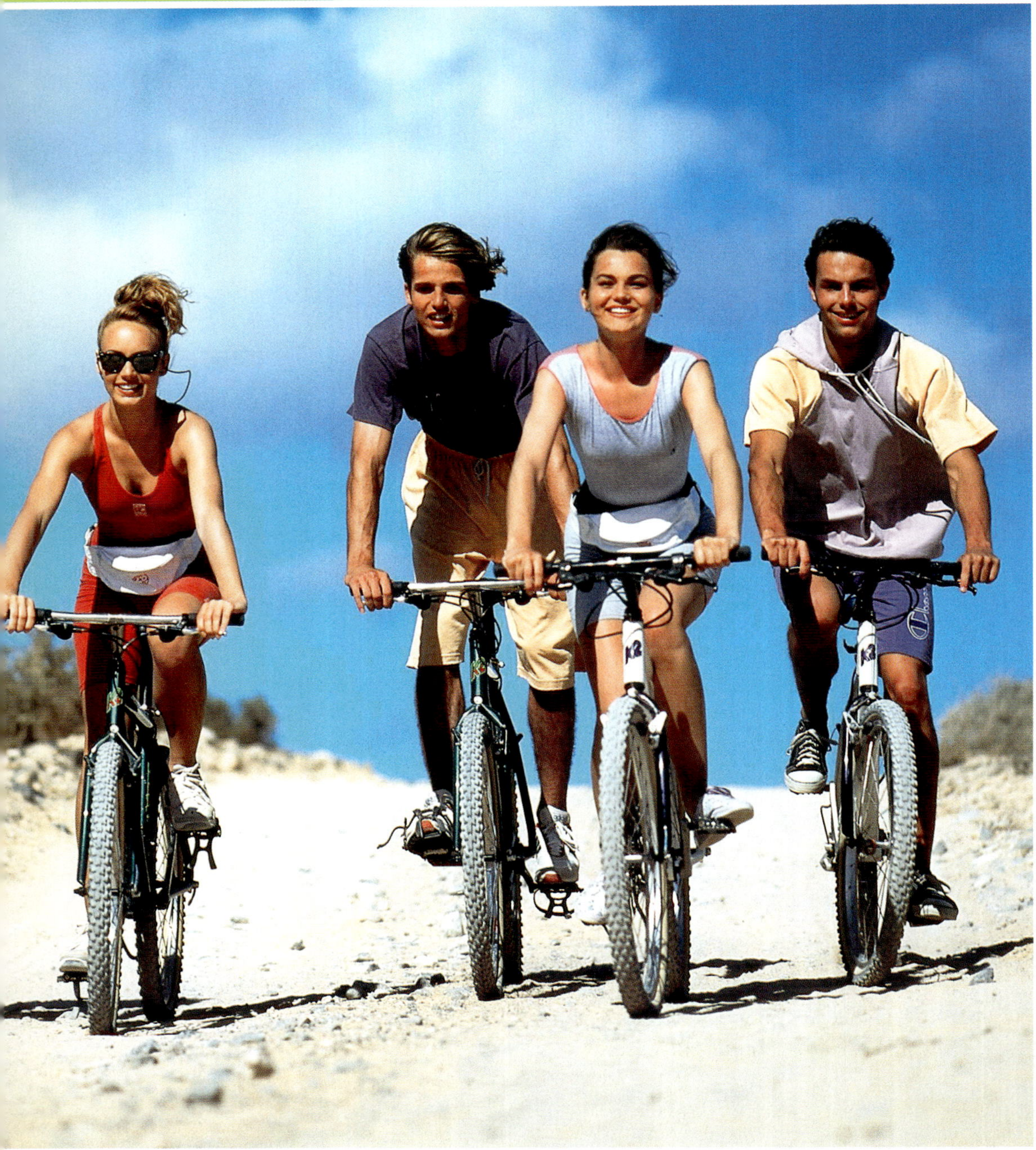

Außer einer GLYX-bewussten Ernährung ist vor allem regelmäßige Bewegung für Ihr Wohlbefinden und Ihre Fitness wichtig.

laststoffe, Vitamine und Mineralstoffe sowie eine geringe Sättigungswirkung und einen höheren glykämischen Index in Kauf. Besonders Vollkornhaferflocken haben aufgrund ihres hohen Gehalts an löslichen Ballaststoffen einen niedrigen glykämischen Index.

Was bewirken Ballaststoffe?

Lange Zeit dachte man, Ballaststoffe seien die wichtigste Ursache für den unterschiedlichen glykämischen Index kohlenhydrathaltiger Lebensmittel. Doch Ballaststoffe sind nicht gleich Ballaststoffe, und Brot aus fein gemahlenem Weizenvollkornmehl weicht im glykämischen Index kaum von solchem aus hellem Weizenauszugsmehl ab. Das gilt auch für helle Nudeln und Vollkornnudeln. Der niedrigere glykämische Index von Spaghetti »al dente« hat unabhängig vom Ballaststoffgehalt mit ihrer Herstellung und den Eigenschaften des Hartweizens zu tun. Manche Ballaststoffe beeinflussen den glykämischen Index günstig, da sie die Magenpassage und die Nährstoffaufnahme im Darm verzögern. Deshalb sollten wir zunächst klären, was Ballaststoffe genau sind.

Ob der GLYX eines kohlenhydratreichen Lebensmittels günstig ist oder nicht, hängt nicht nur von der Menge der Ballaststoffe ab, sondern von deren Art.

Die Karriere der »überflüssigen« Ballaststoffe

Die Zeiten, in denen man bestimmte Nahrungsbestandteile pflanzlicher Herkunft (Rohfasern) als unverdaulichen und damit überflüssigen »Ballast« für den Körper ansah, sind vorbei. Lediglich die alte Bezeichnung Ballaststoffe erinnert daran, dass ihre Rolle im Stoffwechsel ehemals unterschätzt wurde.

Chemisch unterscheidet man zwischen wasserlöslichen und -unlöslichen Ballaststoffen. Das entspricht der ernährungsphysiologischen Einteilung in Quell- und Füllstoffe. Nach heutigen Erkenntnissen erfüllen Ballaststoffe wichtige Schutzfunktionen im Körper und wirken günstig auf die Darmtätigkeit, die Sättigung sowie den Kohlenhydrat- und Fettstoffwechsel. Mindestens 30 Gramm sollten wir täglich davon essen, doch isst jeder durchschnittlich etwa 10 Gramm zu wenig.

Wie sie alle heißen ...

Es gibt viele Namen für die Ballaststoffe: Rohfasern, Pflanzenfasern, Füll- und Quellstoffe, unverdauliche bzw. nicht verwertbare Kohlenhydrate und Schlackestoffe sowie der rein wissenschaftliche Begriff »Nicht-Stärke-Polysaccharide« (Vielfachzucker). Doch wie sehr sich auch die Bewertung der Ballaststoffe für die Gesundheit geändert hat, die Diskussion über die Definition des Begriffes »Ballaststoffe« ist in der Wissenschaft noch nicht abgeschlossen.

Wenn die Ernährung nicht genügend Ballaststoffe enthält, ist es wichtig, die Kost langsam umzustellen. Steigern Sie zunächst Ihren Verzehr an Obst und Gemüse. Auch Hafervollkornprodukte sind sehr zu empfehlen.

Vom Putzteufel für den Darm zum Schutzstoff für die Gesundheit

Mediziner und Ernährungswissenschaftler bringen die Zunahme von manchen Erkrankungen in den westlichen Industrieländern, vor allem die Obstipation (Darmträgheit und Verstopfung), aber auch Divertikulose (Ausstülpungen an der Darmschleimhaut), Adipositas (gesundheitsgefährdendes Übergewicht) und Herz-Kreislauf-

Erkrankungen, mit dem stark zurückgegangenen Verzehr der pflanzlichen Faserstoffe in Verbindung. Große praktische Bedeutung kommt der Beeinflussung der Glukoseaufnahme zu. Besonders wasserlösliche Ballaststoffe aus Früchten, Gemüse, Hafer und Hülsenfrüchten verringern den Anstieg des Blutzuckerspiegels nach Mahlzeiten. Diese Wirkung haben auch konzentrierte lösliche Ballaststoffe in Form von Leinsamen, Flohsamen (Psyllium), Guar (aus der Guarbohne) sowie der »neue« präbiotische Ballaststoff Inulin bzw. Oligofruktose aus Zichorienwurzeln. Die löslichen Ballaststoffe werden zum Teil als Präparate eingesetzt oder Lebensmitteln zugesetzt. Die Zuckeraufnahme aus dem Speisebrei, der durch die stark quellfähigen Ballaststoffe eingedickt wurde, ist verzögert, der Blutzuckeranstieg niedriger.

Kombinieren Sie verschiedene Ballaststoffe!

Einig ist man sich heute über Folgendes: Ballaststoffe kommen nur in pflanzlichen Lebensmitteln vor, und hier insbesondere in Vollkornprodukten und Hülsenfrüchten sowie Obst und Gemüse. Es sind Nahrungsbestandteile, die unsere Verdauungsenzyme nicht oder nur unzureichend aufspalten können. Die Ballaststoffe liefern somit keine Kalorien und setzen damit die Energiedichte der Nahrung herab.

Man unterscheidet lösliche und unlösliche Ballaststoffe

Daneben kennt man die Unterscheidung in lösliche (Pektin aus Früchten und Gemüse, Beta-Glukan aus Haferkleie) und unlösliche Ballaststoffe (Zellulose und Lignin). Die löslichen Ballaststoffe binden Gallensäuren (die zu 80 Prozent aus Cholesterin bestehen) sowie andere Stoffwechselprodukte und sorgen für die Ausscheidung. Da die einzelnen Faserstoffe unterschiedliche Wirkungen im Stoffwechsel entfalten, ist eine möglichst große Abwechslung ballaststoffreicher Lebensmittel auf dem Speiseplan empfehlenswert: Vollkornprodukte, Hülsenfrüchte, Gemüse und Obst sowie konzentrierte Ballaststofflieferanten wie Weizenkleie, Haferkleie und Leinsamen.

Besonders wenn Sie viele Ballaststoffe zu sich nehmen, müssen Sie auf eine ausreichende Trinkmenge achten.

Ein neuer Ballaststoff: resistente Stärke

Als resistente Stärke wird eine unverdauliche Stärke bezeichnet. Aufgrund ihrer Unverdaulichkeit zählt sie zu den Ballaststoffen. Ob Stärke für den Energiestoffwechsel genutzt wird oder den Darmbakterien als Nahrung zugute kommt, hängt von ihrer Verfügbarkeit und dem Ausmaß ihrer Abbaubarkeit im Dünndarm ab.

Resistente Stärken leisten den Enzymen des Speichels und des Dünndarms, die die langkettigen Kohlenhydrate aufspalten, Widerstand. Sie werden nicht verdaut und erreichen so den Dickdarm. Erst dort werden sie von der Mikroflora zu kurzkettigen Fettsäuren abgebaut. Bei dieser Vergärung bilden sich überwiegend Buttersäure (Butyrat), Propionsäure (Propionat) und Essigsäure (Acetat).

Buttersäure schützt die Darmschleimhaut

Besonders der Buttersäure werden schützende Eigenschaften in Bezug auf die Darmschleimhaut und die Prävention von Dickdarmkrebs zugeschrieben. Die Buttersäure fördert z. B.

den geregelten Auf- und Abbau der Schleimhautzellen des Darms und unterdrückt auf diese Weise deren Entartung zu gut- oder bösartigen Geschwülsten.

Woher stammt resistente Stärke?

Wenn wir Kartoffeln kochen oder aus Getreide Brot backen, dient dies in erster Linie der besseren Verdaulichkeit, denn die Stärke verkleistert dadurch. Wenn sich nun bei der Verarbeitung und den anschließenden Reaktionen ein bestimmter Anteil der verkleisterten Stärke wieder in den ursprünglichen Zustand zurückverwandelt, wird er unverdaulich, sprich resistent gegenüber den Verdauungsenzymen. Das geschieht beispielsweise bei gekochten und dann abgekühlten Kartoffeln sowie bei altbackenem Brot. Fachleute bezeichnen diese Veränderung der verkleisterten Stärke als Retrogradation. Die Kühlung oder Lagerung der Nahrungsmittel nach ihrer Verarbeitung führt zur Bildung resistenter Stärke. Wer mehr resistente Stärke auf seinen Speiseplan bringen möchte, sollte deshalb gelegentlich gekochte Kartoffeln, Nudeln oder andere Getreidegerichte aufgewärmt essen.

Das Gesundheitsplus: Vollkornprodukte

Der Effekt der anderen unlöslichen Ballaststoffe besteht eher darin, dass sie eine Art Barriere gegenüber einer Aufspaltung bilden, sofern es sich um intakte Moleküle handelt.

So haben ganze Getreidekörner im Allgemeinen einen niedrigen GLYX-Faktor. Mit dem Schroten und Mahlen verringert sich dieser »Schutzwall-Effekt«. Je feiner das Mahlprodukt, desto höher ist der glykämische Index. Dennoch haben gemahlene Getreideprodukte aus vollem Korn ein deutliches Gesundheitsplus durch ihren höheren Gehalt an Vitaminen und Mineralstoffen. So

Der Einfluss resistenter Stärke auf den GLYX

Im Grunde genommen kann resistente Stärke die Menge der insgesamt verfügbaren Kohlenhydrate in einem Lebensmittel und damit die glykämische Belastung vermindern. Ihr Anteil im Nahrungsmittel sollte nicht in die 50-Gramm-Test-Kohlenhydratmenge (siehe Seite 65) mit einbezogen werden. Ansonsten werden die Ergebnisse bei der GLYX-Bestimmung verfälscht. Theoretisch könnte man zwar von dem Lebensmittel umso mehr essen, wenn es resistente Stärke enthält, ohne dass dieser Mehrverzehr kalorisch ins Gewicht fällt. Ein direkter Einfluss auf den glykämischen Index des Lebensmittels ist damit nicht verbunden. Da resistente Stärke auch nicht quellfähig ist, kann auch kein dämpfender Effekt auf den Blutzuckeranstieg erwartet werden. Außerdem fehlen Angaben über den Anteil resistenter Stärke in Lebensmitteln.

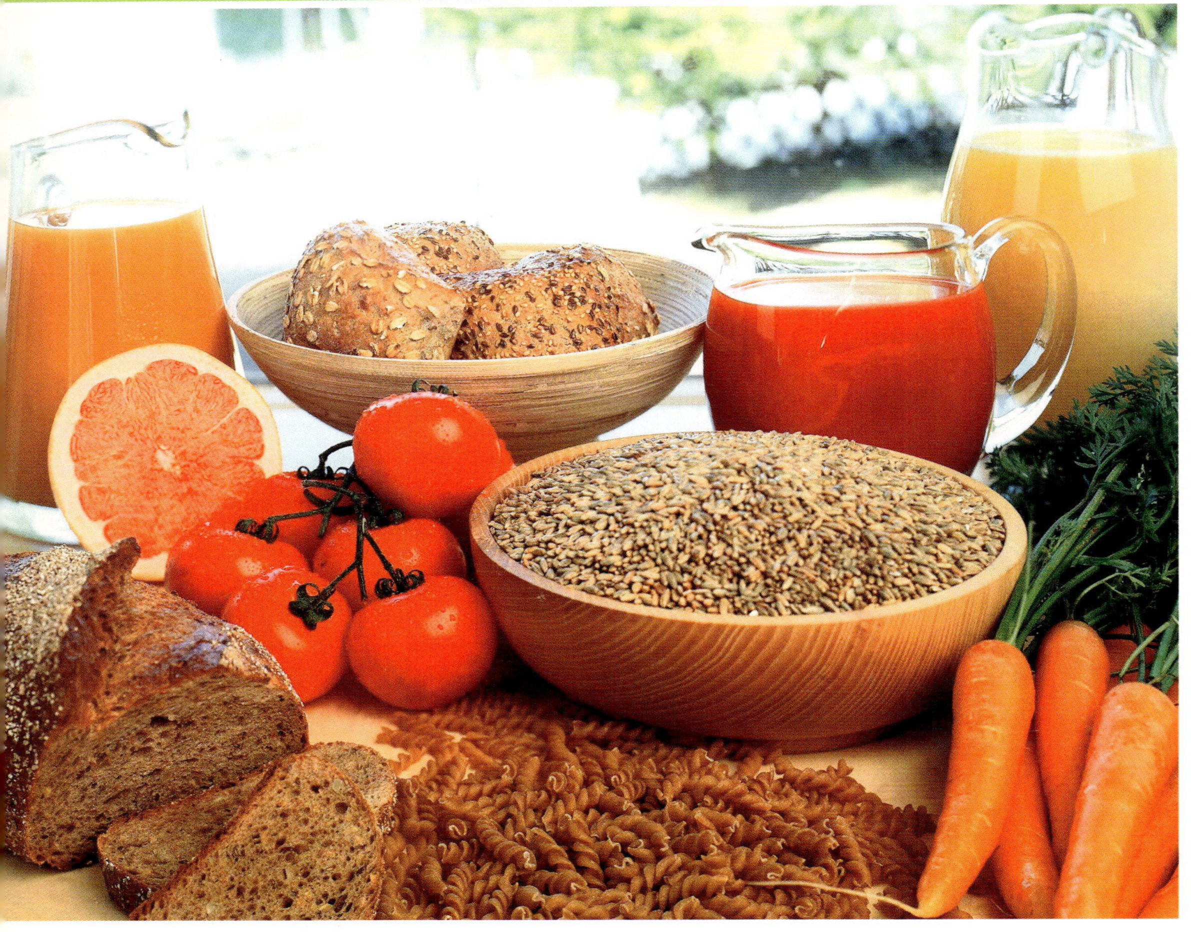

Im Rezeptteil dieses Buches haben wir den positiven Mahlzeiten-Effekt bewusst genutzt. Selbstverständlich ist in den Rezepten das Fett sparsam und bedarfsgerecht verwendet worden.

finden sich in Vollkornprodukten im Vergleich zu Weißmehlprodukten deutlich höhere Mengen an Mineralstoffen wie Magnesium und Kalium, an Eisen und Zink sowie an Vitaminen der B-Gruppe, u. a. an Vitamin B_1.

Gut kombiniert – der Mahlzeitenfaktor

Die meisten kohlenhydrathaltigen Lebensmittel mit Ausnahme des Apfels oder der Banane zwischendurch werden in Kombination mit anderen Lebensmitteln und Nährstoffen gegessen. Wissenschaftler können den Effekt einer gemischten Mahlzeit auf den glykämischen Index relativ gut abschätzen bzw. berechnen. In der Regel kommt ein mittlerer glykämischer Index zu Stande, gemäß des Gehalts an verfügbaren Kohlenhydraten und der mengenmäßigen Anteile, die ein Lebensmittel an der Gesamtmahlzeit hat. Selbstverständlich brauchen Sie jetzt nicht selbst zum Taschenrechner zu greifen. Nutzen Sie vielmehr die Chance, durch die richtige Kombination (z. B. viel Gemüse zum [Basmati-]Reis) für Ausgleich zu sorgen und Einfluss auf die Blutzuckerantwort zu nehmen.

Der Fett- und Protein-Effekt auf den GLYX

Low-Fat-Varianten eines Gerichts haben oft einen höheren glykämischen Index im Vergleich zu fettreichen Zubereitungen, weil bei ihnen die Fettbremse entfällt. Fett und auch Protein in einer Mahlzeit können die Magenentleerung verzögern und insofern einen niedrigeren GLYX-Faktor bewirken. Denken Sie aber daran, dass bei einer gesunden Ernährung stets auch der Gesamtfettgehalt im Auge behalten werden muss. Günstiger zu beurteilen ist dagegen die Kohlenhydrat-Protein-Kombination, z. B. frisches Obst mit einem fettarmen Joghurt oder Speisequark oder ein Vollkornbrot mit hohem Körneranteil, belegt mit fettarmem Käse. Diese Kombinationen ergeben mittlere bis niedrige GLYX-Werte.

Das englische Frühstück schneidet beim GLYX besser ab als das kontinentale, aber sein Fettgehalt ist zu hoch.

Zuckerzusatz ist nicht grundsätzlich schlecht!

Hohe Anteile von Extrazucker gleich welcher Art verringern zwar die Nährstoffdichte, das heißt das Verhältnis von Vitaminen und Mineralstoffen zu Kalorien. In Bezug auf den GLYX muss man allerdings den Zuckerzusatz wie alle anderen Faktoren auch differenziert bewerten. Laktose (Milchzucker) und Fruktose (Fruchtzucker) lösen nämlich nur eine geringe Blutzuckerreaktion aus. Und auch beim Haushaltszucker, der zur Hälfte aus Fruchtzucker besteht, fällt sie niedriger aus als bei Weißbrot oder Traubenzucker.

In süßen Früchten mit unterschiedlichen Glukose- und Fruktoseanteilen kann noch zusätzlich der Gehalt an Fruchtsäure eine Rolle spielen. Je höher die Konzentration des Gesamtzuckers und der Säuregrad einer Frucht oder eines Getränks sind, desto geringer kann der GLYX-Faktor ausfallen, weil beides Einfluss auf die Geschwindigkeit der Magenentleerung hat.

Die Menge macht's – auch beim GLYX

Als Standard-Testmenge für die Ermittlung des glykämischen Index verschiedener Lebensmittel nimmt man meistens 50 Gramm verfügbare Kohlenhydrate. Wenn Sie beispielsweise Möhren mit einem mittleren GLYX essen, so sollten Sie Folgendes bedenken: Eine normale Portion von 100 bis 200 Gramm Möhren enthält relativ wenig Kohlenhydrate (pro 100 Gramm Möhren 6 Gramm Kohlenhydrate), sodass sie in Bezug auf den Blutzuckeranstieg eher vernachlässigt werden kann.

Um 50 Gramm Kohlenhydrate mit Möhren aufzunehmen, müssten Sie immerhin gut 800 Gramm davon essen. Wenn Sie dagegen Pommes frites mit einem relativ hohen GLYX essen, so ist das schon bedenklicher. Schließlich ist die Kohlenhydratmenge in Pommes frites etwa fünf- bis sechsmal höher als diejenige in den Möhren, das heißt, die glykämische Last (= glycaemic load, siehe Seite 51 ff.) ist deutlich höher.

Noch ein weiteres Beispiel soll den Einflussfaktor »Verzehrmenge« verdeutlichen. So ist ein moderater Zucker- und Süßigkeitenverzehr, z. B. der Teelöffel Zucker in der fruchtigen Quarkspeise oder ein, zwei Bonbons zwischendurch, durchaus in Ordnung!

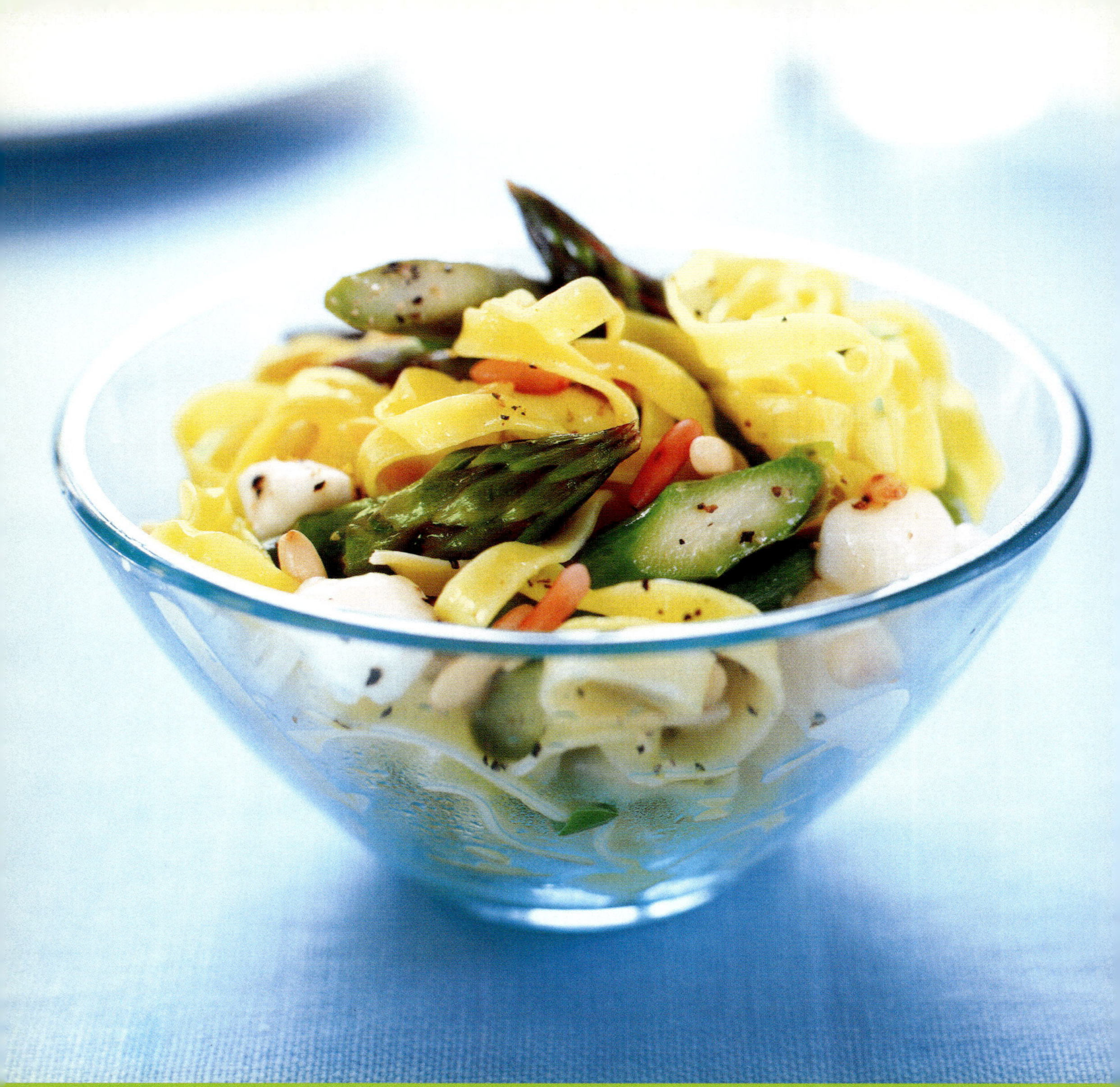

6 Halten Sie Ihre Energie in der Balance!

Die Ernährung nach dem glykämischen Index ist nicht nur für Diabetiker interessant. Vor allem Übergewichtige und Sportler haben große Vorteile von einer Ernährungsumstellung auf die GLYX-Diät. Wenn Sie öfter unter Heißhungerattacken leiden oder Ihnen die Energie zur Bewältigung des Alltags zu fehlen scheint, ist dies oft ein Zeichen, dass Sie zu viele Kohlenhydrate mit hohem glykämischen Index zu sich nehmen.

Wem kann der glykämische Index helfen?

Fehlt Ihnen bei längeren körperlichen und geistigen Anstrengungen das Durchhaltevermögen? Haben Sie Probleme mit Ihrem Gewicht oder Stoffwechselerkrankungen wie erhöhte Blutzucker-, Blutfett- und/oder Blutdruckwerte? Haben Sie oft ein unstillbares Verlangen nach Brot, Teigwaren und Kuchen? Wachen Sie manchmal nachts auf und haben Verlangen nach etwas Süßem?
Wenn ja, dann lohnt es sich, ab sofort den Einfluss Ihrer Ernährung und Ihres Essverhaltens auf den Blutzuckerspiegel ernst zu nehmen und unter Beachtung des glykämischen Index zu korrigieren.

Wer am meisten profitiert

Neben der ursprünglichen Zielgruppe der Diabetiker sind es zurzeit vor allem Sportler und Übergewichtige, die besonderes Interesse am glykämischen Index zeigen. Den größten Nutzen haben übergewichtige Typ-2-Diabetiker und Patienten mit metabolischem Syndrom. Der durch eine Ernährung nach dem GLYX gezügelte oder eher, maßvolle Blutzuckeranstieg erfordert weniger Insulin. Ständig hohe Insulinspiegel begünstigen dagegen die Spätfolgen des Diabetes mellitus wie beispielsweise Fettstoffwechselstörungen und Arteriosklerose.

Ernährung nach dem GLYX kann nicht nur den gefürchteten Spätfolgen des Diabetes vorbeugen, sondern ist auch für Sportler und Übergewichtige eine gesunde Empfehlung.

Diabetiker sollten fettbewusst essen!

Um dies zu vermeiden, ist jedoch gleichzeitig Fettsparen angesagt. Zu viel Fett in der Nahrung und im Körper hindert nämlich wiederum das Insulin daran, seinen Job zu tun, das heißt den Blutzuckerspiegel in gesunden Grenzen zu halten. Indirekt kann dadurch der Blutzucker-

spiegel sogar ansteigen, wodurch wieder mehr Insulin benötigt wird.
Daran können Sie erkennen, dass weniger Kohlenhydrate zu essen und sich stattdessen mehr Fett zu genehmigen gerade für Diabetiker ein falsches Ernährungskonzept ist. Wir dürfen neben den kurzfristigen Folgen einer Mahlzeit (z. B. Blutzuckeranstieg) nicht die langfristigen Folgen einer Fehlernährung und Stoffwechselentgleisung (z. B. Hyperinsulinismus) aus den Augen verlieren.

Zur Vorbeugung bestens geeignet

Mir liegt sehr daran, dass Sie das GLYX-Konzept als Beitrag zu einer insgesamt gesünderen Ernährung verstehen, deren gesundheitlicher Vorteil besonders in der Vorbeugung gegen Herz-Kreislauf-Erkrankungen liegt. Dies zeigt auch das Ergebnis einer Untersuchung, die sich mit dem Zusammenhang zwischen der Qualität der verzehrten Kohlenhydrate und dem Auftreten von Herzerkrankungen befasst. Speisen, die den Blutzuckergehalt nur in geringem Maße ansteigen lassen, also einen niedrigen GLYX aufweisen, haben einen doppelt positiven Einfluss auf die Gesundheit von Herz und Kreislauf.

Ein niedriger GLYX verbessert die Cholesterinwerte im Blut

Wie eine englische Studie gezeigt hat, kann nicht nur das Insulin besser wirken, sondern auch die Cholesterinwerte im Blut verändern sich vorteilhaft: Der Anteil des günstigen HDL-Cholesterins steigt in direkter Abhängigkeit vom glykämischen Index der Ernährung. Dieser Effekt, so die Studie, zeigt sich bei Frauen noch deutlicher als bei Männern. Ein niedriger glykämischer Index wirkt sich also in vielerlei Hinsicht positiv aus. Nicht zuletzt verbessert sich in den meisten Fällen die Qualität Ihrer Ernährung, wenn Sie mehr Gemüse und Obst essen und auf stark verarbeitete Lebensmittel weitgehend verzichten.

Schluss mit falschen Diätvorschriften!

Es darf nicht vergessen werden, dass die Ermittlung des glykämischen Index zu einer sachlichen und rationalen Betrachtung der Ernährungstherapie bzw. Diabetesdiät beigetragen hat. »Da wir heute wissen, dass Kartoffeln wie Zucker auf die Blutglukose wirken und Schokolade wie Schwarzbrot, kann man Diabetespatienten, die geschult und gut eingestellt sind und systematisch Stoffwechselkontrolle betreiben, die spontane Wahl aus dem Nahrungsmittelangebot nicht länger verwehren«, urteilt der Diabetes-Experte Prof. E. A. Chantelau im Lehrbuch »Diabetes mellitus« (siehe Seite 154).
Mit dieser für manche sicherlich provozierenden Aussage möchte ich den Verweis auf die diätetischen Vorteile des glykämischen Index abschließen. Für insulinabhängige Typ-1-Diabetiker ist ohnehin die Insulingabe zweifellos die wichtigste Behandlungsmaßnahme gegenüber einer Kost mit niedrigem glykämischen Index. Selbstverständlich gilt die Empfehlung, dass Diabetiker grundsätzlich ihre Ernährung, Medikamenteneinnahme, Insulinverabreichung sowie natürlich auch ihr Bewegungsprogramm mit dem Arzt abstimmen müssen.

GLYX für alle

Wenn die Amerikaner polemisch bei der Hypotonie (niedriger Blutdruck) von der »deutschen Krankheit« sprechen, so könnte man getrost kontern, dass die Hypoglykämie (zu niedriger Blutzuckerspiegel) ein typisch amerikanisches Phänomen sei. Jedenfalls ist diese Blutzuckersituation immer wieder Gegenstand populärer amerikanischer Ernährungsratgeber, insbesondere solcher, die sich kritisch mit der Quantität und Qualität des Kohlenhydratverzehrs auseinander setzen. Medizinisch ist diese Glukoseverknappung als Unterzucker oder niedriger Blutzucker bekannt. Damit ist jedoch kein Dauerzustand im Sinne eines ständigen Mangels gemeint, sondern eine überschießende Reaktion auf (zu viel) Glukose. Nach dem Verzehr schnell (blutzucker-)wirksamer Kohlenhydrate ergibt sich eine steil ansteigende und dann rasch absinkende Blutzuckerkurve.

Achten Sie einmal auf Ihre tägliche Energiekurve: Sicher stellen Sie eine Abhängigkeit von der Art und der Menge der verzehrten Nahrungsmittel fest!

Woher kommt das »Heißhungerloch«?

Dieser Blutzuckerverlauf ist typisch für ein Frühstück mit Weißmehlbrötchen, Konfitüre und gezuckertem Kaffee. Wer so frühstückt, läuft Gefahr, in das gefürchtete »Heißhungerloch« am Vormittag zu fallen. Auch die durch Hypoglykämie hervorgerufene Müdigkeit am Nachmittag kann Folge der postprandial (= nach dem Essen) auftretenden, insulingesteuerten Absenkung des Blutzuckers sein.
Typische Anzeichen und Begleiterscheinungen des raschen Blutzuckerabfalls und ständiger Blutzuckerschwankungen sind Müdigkeit, Konzentrationsschwäche, geistige Trägheit, Reiz-

Achtung Ausnahmezustand: Hypoglykämie bei Diabetikern!

Bei Diabetikern können unvorhergesehene Anstrengungen bei nicht angepasstem Insulin- und Nahrungsangebot oder ein Zuviel an Insulin ohne entsprechende Nahrungszufuhr eine echte Hypoglykämie hervorrufen, die äußerst gefährlich ist. Es kann zum hypoglykämischen Schock mit Zittern, Schweißausbruch und Herzklopfen bis zur Bewusstlosigkeit kommen. Bereits bei den ersten Anzeichen dieser Unterzuckerung, die durch unzureichende Abstimmung von Kohlenhydratverzehr und Insulingabe ausgelöst wird, ist rasche Abhilfe nötig, am besten in Form von Zucker oder zuckerreichen Getränken mit hohem glykämischen Index. Quasi als »Notlösung« sollten Diabetiker, vor allem diejenigen, die zu Hypoglykämien neigen, stets Traubenzucker bei sich haben. Damit kommt man am schnellsten aus einem Blutzuckertief heraus. Das sollte natürlich keine Dauerstrategie für den Diabetes-Alltag sein.

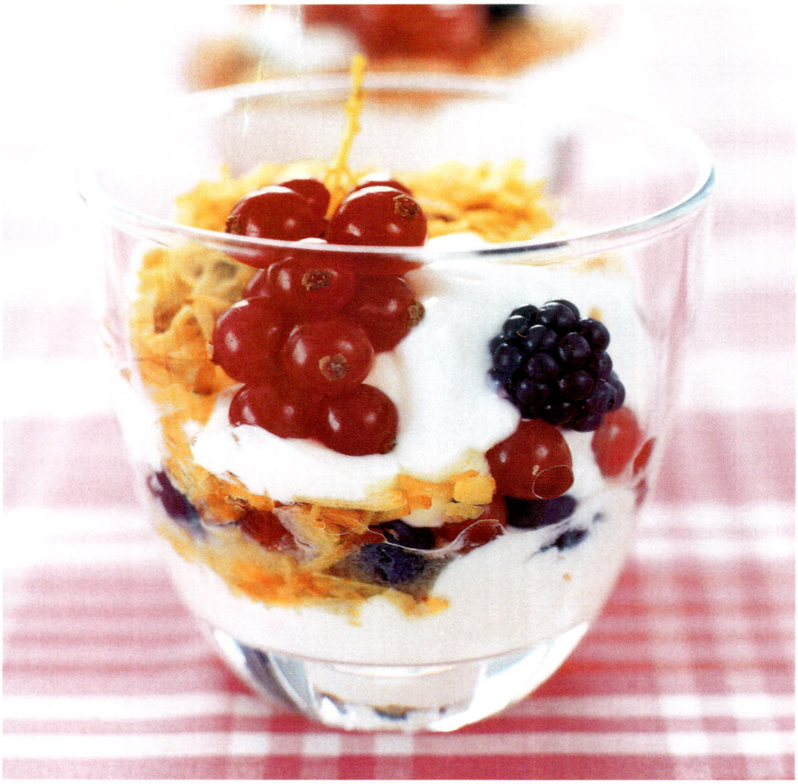

Eine Mahlzeit aus ungesüßtem Obstsalat sollten Sie sich öfters gönnen. Er schmeckt, hält schlank und ist gesund.

barkeit und Heißhunger meist wieder auf Süßes. Sogar Schlafstörungen wie nächtliches Aufwachen mit starkem Hungergefühl können die Folge sein, wenn der Blutzucker sich insgesamt in einem instabilen Zustand befindet. Schuld daran sind vor allem die falschen Essgewohnheiten und zu viel Alkohol vor dem Schlafengehen.

Beugen Sie dem Heißhunger vor: mit niedrigem GLYX

Eine kohlenhydratreiche und fettarme Diät gilt zurzeit als das Nonplusultra im Kampf gegen überflüssige Pfunde. Diese Erfolgsformel wird insofern eingeschränkt, als manche Kohlenhydrate eine hohe Insulinstimulation bewirken. Wenn die Blutzuckerschaukel erst einmal in Gang gesetzt worden ist, verlangt der Körper in der Phase der Unterzuckerung unweigerlich nach Nachschub. Der hohe Insulinspiegel verhindert jedoch, dass das Gegenhormon Glukagon freigesetzt wird. Dieses hat die Aufgabe, Glukose aus den Lebervorräten zu mobilisieren. Da diese Reaktion aber unterdrückt wird, kommt es zum Heißhunger auf Süßes. Der Körper weiß aus Erfahrung, dass rasch verfügbare Zucker am schnellsten aus dem Tief heraushelfen. Im ungünstigsten Fall wird der Blutzucker aber wieder nur kurzfristig angehoben. Die erneute Insulinausschüttung ist vorprogrammiert. So kann man sich mit Zucker, Weißmehlprodukten, Süßigkeiten und Limonaden hungrig essen oder trinken.

Zwingen Sie sich nicht zum Verzicht auf Süßes, sondern gönnen Sie es sich in vernünftigen Maßen und planen Sie es in die Ernährung ein!

Insulin als »Verschlusshormon«

Vergessen Sie nicht: Solange der Insulinspiegel hoch ist, wirkt das Speicherhormon Insulin auch gleichzeitig noch als »Verschlusshormon«. Das eingelagerte Fett wird nicht mobilisiert und kann so nicht als Energiequelle angezapft werden. Diesen verhängnisvollen Kreislauf können Sie am einfachsten unterbrechen, indem Sie nicht ständig zwischendurch naschen und Ihre Lebensmittelauswahl am glykämischen Index orientieren. Lebensmittel und Mahlzeiten mit niedrigem bis mittlerem GLYX sättigen anhaltend, stimulieren das Insulin nicht übermäßig und tragen dazu bei, dass anteilmäßig auch Fett als Energiequelle zum Zuge kommt. Im Gegensatz zu rigorosen Crash-Diäten werden durch die gleichmäßige Kohlenhydratzufuhr auch die körpereigenen Proteinbestände am besten geschont.

Fast Food: die Ernährungsfalle

Überschüssiges Körperfett verbrennt am besten im Feuer der Kohlenhydrate mit dem richtigen GLYX-Faktor. Besonders fatal wirkt sich dagegen die für die Snack- und Fast Food-Ernährung typische Kombination aus stark blutzuckerwirksamen Kohlenhydraten und viel Fett aus. Durch die hohe Insulinausschüttung landet das Fett wie in einer Einbahnstraße in den Fettdepots. Gehen Sie qualitätsbewusst mit allen Nahrungskohlenhydraten um. Das GLYX-System hilft Ihnen dabei.

Was tun gegen die süße Verführung?

- Vermeiden Sie alle einseitigen und zu strengen Diäten. Sie führen am ehesten zu Ausbrüchen.
- Essen Sie auch während des Abnehmens regelmäßig, das heißt etwa drei bis fünf kleinere Mahlzeiten; bevorzugen Sie dabei komplexe ballaststoffhaltige Kohlenhydrate in Verbindung mit einer Proteinkomponente. Das beugt Blutzuckerschwankungen vor.
- Wenn Ihr Magen knurrt und sich alle Gedanken um etwas Essbares drehen, knabbern Sie Äpfel, Möhren, Selleriestängel, zwei bis drei Oliven oder Käsewürfel. Trinken Sie dazu ganz langsam ein Glas (Mineral-)Wasser. Manche mögen auch ein bis zwei Löffel körnigen Frischkäse oder ein gekochtes Ei.
- Gehen Sie Locklebensmitteln besser aus dem Weg, indem Sie sie nicht offen herumliegen lassen (z. B. beim abendlichen Fernsehen) oder sie gar nicht erst einkaufen.

Letztendlich müssen Sie lernen, mit verführerischen Lebensmitteln ganz normal umzugehen. Ein Riegel Schokolade macht nicht dick, wenn Sie ihn ganz bewusst und vor allem ohne Schuldgefühle genießen und in der Tagesration mit einplanen.

Das Ziel: gleichmäßige Energie

Ob Schulkinder, »Schreibtischtäter« oder Sportler – sie alle profitieren von einem möglichst gleichmäßigen Blutzuckerniveau. Damit der Energie spendende Zucker »zeitverzögert« und damit kontinuierlich über einen längeren Zeitraum zur Verfügung steht, muss er entsprechend verpackt sein. Ausdauertests bei Leistungssportlern, die eine kohlenhydratbetonte Mahlzeit mit verhältnismäßig niedrigem glykämischen Index verzehrten, beweisen eindeutig ein längeres Durchhaltevermögen im Vergleich zu einer Kohlenhydratkost mit hohem glykämischen Index, die in ihrer Wirkung nicht so schnell »verpufft«.

Was sollen Sportler beachten?

Zur besseren Bekömmlichkeit sollte eine solche Mahlzeit spätestens zwei Stunden vor dem Wettkampf gegessen werden. Unmittelbar vor, während und nach der Belastung gelten teilweise andere Gesetze. Hier sind leicht verdauliche hochglykämische Kohlenhydratspender die bessere Wahl. Letztlich muss ich aber jedem sportlich Aktiven raten, auszuprobieren, was ihm am besten vor einem Wettkampf bekommt. Ein Hülsenfruchteintopf oder Frischkornbrei ist dann wirklich nicht angebracht. Spaghetti, Basmatireis und Vollkornhaferflocken gelten allerdings als allgemein gut verträgliche Kohlenhydratspender mit günstigem glykämischen Index. Wer derart gut vorbereitet ist, kann darauf zählen, dass der Kohlenhydratnachschub aus dem Dünndarm auch nach 90 Minuten noch nicht versiegt ist. Man hat so auch seltener das Bedürfnis, kurz vor einem Wettkampf oder zwischendurch Kohlenhydrate nachzuschieben.

Für Wettkämpfe machen Sie sich fit, indem Sie zwei bis drei Stunden vorher die letzte größere Mahlzeit mit niedrigem bis mittlerem GLYX zu sich nehmen.

Vermeiden Sie zu stark gezuckerte Getränke!

Während eines Langzeiteinsatzes empfehlen sich dann allenfalls Apfelsaft mit Wasser im Verhältnis 1 : 2 verdünnt oder Sportgetränke mit fünf bis sechs Prozent Kohlenhydraten insgesamt, etwa 500 bis 600 Milliliter pro Stunde, auf mehrere kleinere Trinkportionen verteilt. Nach dem Sport füllen Lebensmittel mit einem hohen glykämischen Index die entleerten Muskelglykogen-Depots schneller wieder auf. Der hohe GLYX-Faktor lässt den Zucker im Blut rasch und hoch ansteigen. Das entsprechend stimulierte Insulin sorgt für den schnellen Eintritt des Zuckers in die Muskelzellen und für seine Speicherung als Glykogen.

tipp ***Probieren Sie aus, wie viele Mahlzeiten Sie brauchen***

Was die Leistungsfähigkeit betrifft, haben sich mehrere kleine Mahlzeiten für viele Menschen als günstig erwiesen. Dem Leistungsmaximum am Vormittag folgt ein Absinken gegen Mittag hin. Ein allzu üppiges Mittagessen kann dieses Tief verstärken. Zu lange Abstände zwischen den Mahlzeiten können ebenfalls zu Leistungstiefs führen. Auch um die Verdauung zu entlasten, erweist sich die verteilte Aufnahme von Mahlzeiten als günstig. Letztlich müssen Sie aber selbst herausfinden, mit wie vielen Mahlzeiten Sie zufrieden sind.

Drei oder fünf Mahlzeiten am Tag?

Neben der Berücksichtigung des glykämischen Index lassen sich durch über den Tag verteilte kleine Mahlzeiten starke Blutzuckerschwankungen vermeiden, und es wird weniger Insulin benötigt. Das liegt ganz im Trend einer aktuellen figurbewussten Essempfehlung, die sich »Nibbling« bzw. »Grazing« nennt. »Nibbling« kommt aus dem Englischen und bedeutet: über den Tag verteilt ständig etwas knabbern und viele kleine Portionen trinken. Es ist der ideale Ess- und Trinkrhythmus für Sportler im Wettkampf.

Für drei wie für fünf Mahlzeiten täglich gibt es plausible Argumente, doch Sie müssen selbst herausfinden, was besser für Sie ist.

»Grazing« ist den Tieren abgeschaut, die ganztägig auf der Weide grasen. Wissenschaftlicher Hintergrund der so genannten Grazing-Diät ist eine Schweizer Studie, die zeigte, dass sieben Snackportionen gegenüber drei herkömmlichen Mahlzeiten trotz insgesamt höherem Kaloriengehalt zu einer besseren Gewichtsabnahme führten. Man erklärt sich das so: Die Miniportionen lassen Magen und Darm ständig arbeiten, und die Wärmebildung nach dem Essen wird gesteigert. Bei häufigerer Nahrungsaufnahme wird der Stoffwechsel erhöht. Es lohnt sich, die Kalorien auf mehrere kleine Dosen zu verteilen.

»Öfter essen und besser abnehmen«?

Es gibt Experten, die drei Mahlzeiten als ideal ansehen, da zwischen den Mahlzeiten lange Phasen mit niedrigen Insulinspiegeln entstehen und der Fettabbau somit nicht gehemmt wird. Dazu kann man noch kein abschließendes Urteil fällen. Zwischenmahlzeiten können zwar die Insulinausschüttung stimulieren, große Mahlzeiten tun dies aber sicherlich stärker als kleinere. Nach einer üppigen Portion kann für lange Zeit relativ viel Insulin im Blut vorhanden sein. Während der Phase der Gewichtsreduktion kann eine Beschränkung auf drei Mahlzeiten psychologisch von Vorteil sein. Andernfalls lassen sich auf Dauer sowohl zur Vorbeugung von Übergewicht als auch zum Halten des Gewichts und zur

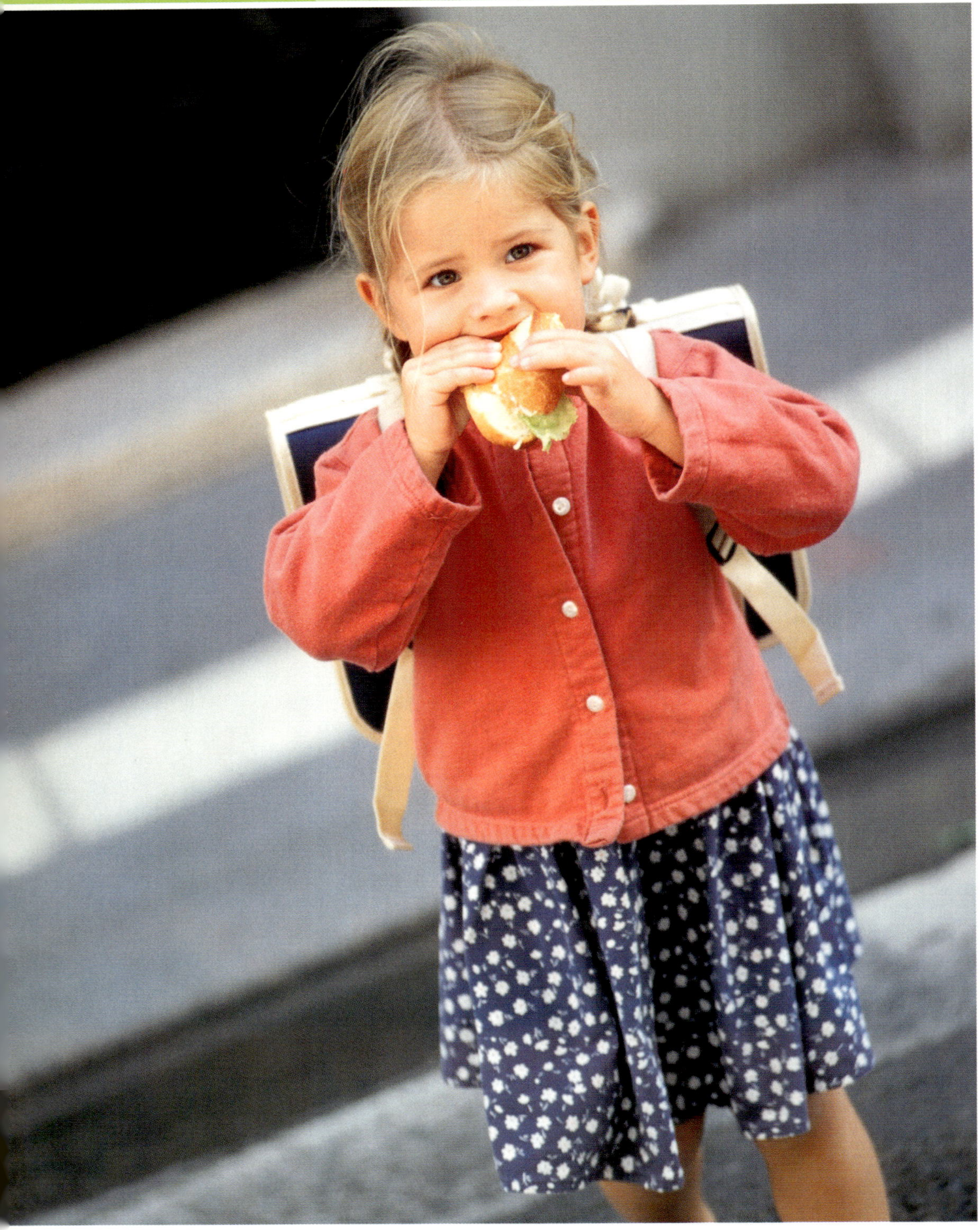

Kinder müssen regelmäßig essen. Dazu gehört auch die richtige Pausenverpflegung.

Leistungsstabilisierung mit mehreren kleineren Mahlzeiten unter Beachtung des glykämischen Index ebenso gute Ergebnisse erzielen.

Bevorzugen Sie gesunde Zwischenmahlzeiten

Je nach individuellem Bedürfnis sollte die Nahrungsaufnahme der Leistungsfähigkeit angepasst sein. Ich rate im Bedarfsfall aber zu »einfachen Lösungen« für Zwischenmahlzeiten wie einem Apfel, ein paar Oliven, zwei bis drei Käsewürfeln, einigen Nusskernen, Kürbiskernen oder gerösteten Sojabohnen, Trockenobst (z. B. Aprikosen), Naturjoghurt oder Vollkornbrot mit fettarmem Käse. Als Getränke empfehle ich Wasser, Mineralwasser, verdünnte Säfte oder Tees ohne Zuckerzusatz.

Lange Esspausen verstärken den Heißhunger

Übergewichtige empfinden es oft als angenehm, dass häufiges Essen weniger Hungergefühle zwischen den Mahlzeiten aufkommen lässt. Wer dagegen sehr selten und unregelmäßig isst und ganze Mahlzeiten ausfallen lässt, provoziert ein Überessen infolge Heißhungers. Häufig haben Übergewichtige jedoch weniger Schwierigkeiten damit, eine Mahlzeit ganz auszulassen, als vielmehr damit, eine begonnene Mahlzeit rechtzeitig zu beenden. Das Sättigungssignal des Körpers stellt hier das Problem dar. Für jene Personen ist es leichter, dreimal am Tag die Nahrungsaufnahme zu beenden, als fünf- oder sechsmal.

Wie Sie Heißhunger gezielt vermeiden

Für Diabetiker ist es sinnvoll, regelmäßig zu essen und eine ballaststoffreiche Kost zu bevorzugen. Es lassen sich damit starke Blutzuckerschwankungen vermeiden, und es wird auch weniger Insulin benötigt. Für medikamentös behandelte Diabetiker ist es besonders wichtig, eine Unterzuckerung zu vermeiden. Daher sind regelmäßige Mahlzeiten und eine gute Abstimmung mit den blutzuckersenkenden Medikamenten wichtig.

Für Kinder gilt die Empfehlung, mehrmals am Tag zu essen, weil ihre Glykogenspeicher kleiner sind als die von Erwachsenen. Folglich reagieren Kinder sensibler auf Blutzuckerschwankungen, und ein stärkerer Abfall ihres Blutzuckerspiegels sollte durch regelmäßige Nahrungszufuhr vermieden werden. Kinder benötigen als Startenergie ein gehaltvolles Kohlenhydratfrühstück, z. B. ein Müsli mit Haferflocken ohne zusätzlichen Zucker.

> Kinder sollten über den Tag verteilt essen, weil ihr Körper noch nicht so viel Glukose speichern kann und ihr Blutzuckerspiegel leichter schwankt.

Die Beachtung des glykämischen Index, einer ausreichend hohen Eiweißmenge und genügend Trinkflüssigkeit trägt am besten dazu bei, unnötige Heißhungerattacken und ständiges Zwischendurchessen (»Naschen«) zu vermeiden.

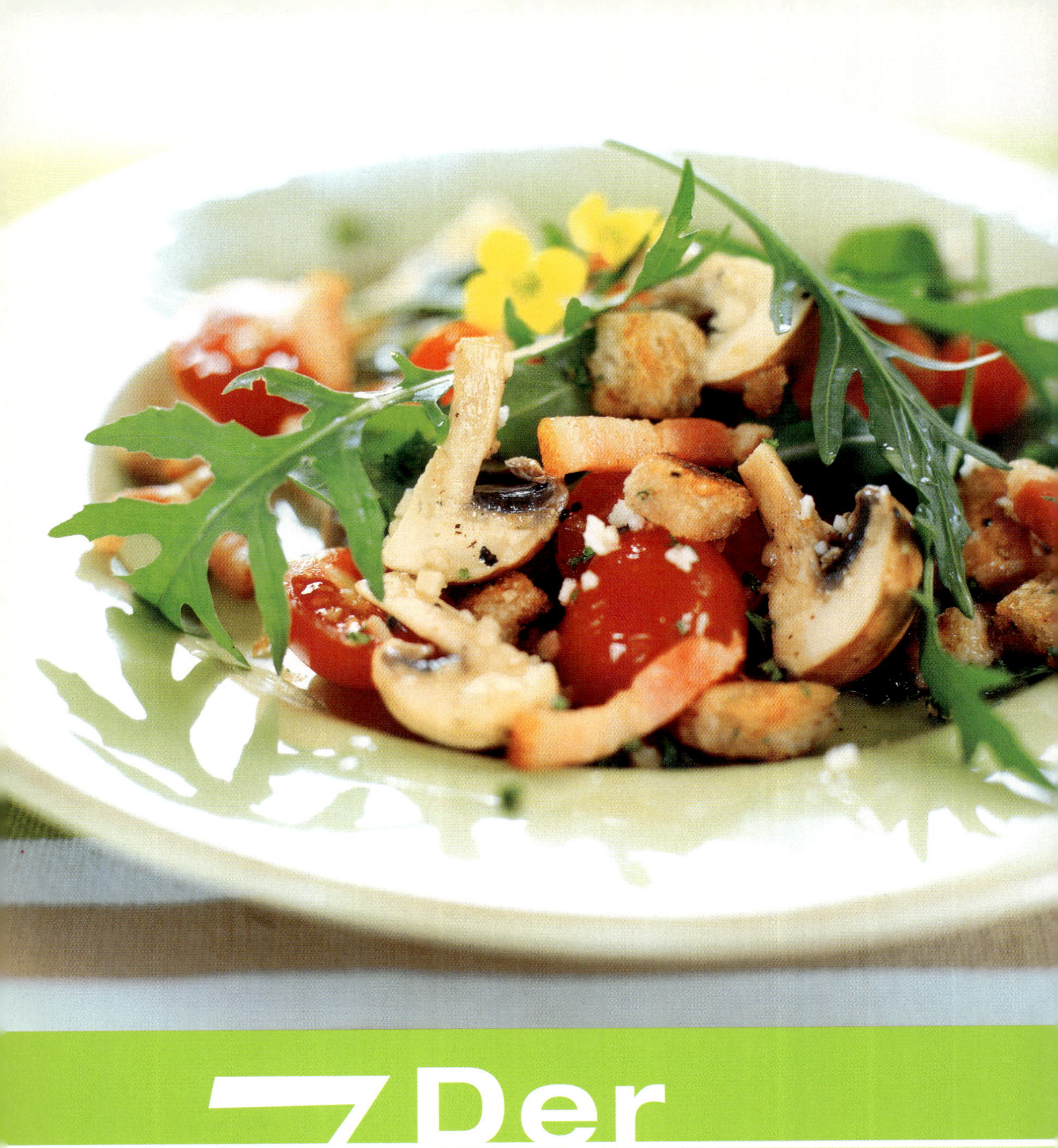

7 Der GLYX-Faktor in der Praxis

Wie der GLYX-Faktor zu Stande kommt und was er in Ihrem Körper bewirken kann, ist Ihnen nunmehr bekannt. Jetzt sollten Sie Ihr Wissen um eine fitnessfördernde, gesund und schlank erhaltende Kohlenhydratauswahl in die Tat umsetzen! Die folgenden GLYX-Tabellen machen Ihnen dabei die Orientierung ganz leicht.

Die Tabellen: schnelle Hilfe auf einen Blick

Orientieren Sie sich an den nachfolgenden GLYX-Tabellen und den zahlreichen leckeren Rezepten. Dabei haben wir ganz bewusst eine gesunde Verknüpfung von günstigem GLYX und möglichst hoher Nährstoffdichte angestrebt. Da auch das Fett im Auge behalten wurde, können Sie die Gerichte unbeschwert genießen.

Wie sind die GLYX-Tabellen aufgebaut?

Die erste GLYX-Tabelle von Seite 78 bis 83 ist nach Lebensmittelgruppen sortiert. Die zweite Tabelle von Seite 84 bis 88 ist hingegen alphabetisch geordnet. Sie finden in beiden Tabellen drei Bewertungsstufen:

- niedriger GLYX: An diesen Lebensmitteln dürfen Sie sich gerne und oft satt essen. Farbe: grün.
- mittlerer GLYX: Hier müssen Sie aufpassen und sich mengenmäßig etwas zurückhalten. Sie sollten diese Lebensmittel nicht noch mit Fetthaltigem kombinieren. Farbe: gelb.
- hoher GLYX: Von den Lebensmitteln in dieser Kategorie sollten Sie nur sehr wenig bzw. nur gelegentlich essen. Eine fatale Kombination sind Lebensmittel mit hohem glykämischen Index und gleichzeitig viel Fett. Farbe: rot.

Und wieder gilt: die Kombination macht's

Ideale Fitmacher-Kombinationen sind Mahlzeiten mit Lebensmitteln, die einen niedrigen bis mittleren glykämischen Index aufweisen und in Verbindung mit fettarmen Proteinträgern verzehrt werden, wie z. B. frisches Obst mit Magerquark oder Gemüse mit Basmatireis und Fisch. Zusätzlich erfolgt in den Tabellen ein Hinweis auf die Nährstoffe, also Vitamine, Mineralstoffe und bioaktive Substanzen, mit denen die entsprechenden Lebensmittel besonders gut ausgestattet sind, z. B. Vitamin B_1 und Magnesium bei Vollkornprodukten oder Vitamin C und bioaktive Pflanzenstoffe bei Gemüsen.

GLYX-Tabelle nach Lebensmittelgruppen

(Erläuterungen zu den Abkürzungen in der Tabelle finden Sie auf Seite 89)

	Lebensmittel	Nährstoffdichte
	Brot und Backwaren	
●○○	Sojabrot mit Leinsamen	günstiger Gehalt an Vit. B_1, Mg, Bst., SPS
●○○	Vollkornbrot mit Leinsamen	günstiger Gehalt an Vit. B_1, Mg, Bst.
●○○	Roggenvollkornbrot, grobkörnig	günstiger Gehalt an Vit. B_1, Mg, Bst.
●○○	Haferkleiebrot	günstiger Gehalt an Vit. B_1, Mg, Bst.
●○○	Gerstenvollkornbrot, grobkörnig	günstiger Gehalt an Vit. B_1, Mg, Bst.
●○○	Mehrkornvollkornbrot (Körner- und Saatenmischung)	günstiger Gehalt an Vit. B_1, Mg, Bst.
●○○	Pumpernickel	günstiger Gehalt an Mg, Bst.
●○○	Vollkornfrüchtebrot mit Trockenfrüchten	günstiger Gehalt an Vit. B_1, Mg, K, Bst.
●○○	Vollkornbrot mit Kürbiskernen	günstiger Gehalt an Vit. B_1, Mg, Bst., SPS
●○○	Apfelmuffins	mittlerer Gehalt an K
●○○	Bananenkuchen	günstiger Gehalt an K
●○○	Nusskuchen	Fettgehalt beachten!
●○○ ●○○	Haferkleiekekse und ungezuckertes Hafergebäck	günstiger Gehalt an Vit. B_1, Mg, Bst.
●○○	Knäckebrot, ballaststoffreich	günstiger Gehalt an Bst.
○●○	Vollkornbrot, fein geschrotet	günstiger Gehalt an Vit. B_1, Mg
○●○	Vollkornknäckebrot	günstiger Gehalt an Vit. B_1, Mg
○●○	Brot, glutenfrei	gering
○●○	Pitabrot	gering
○●○	Chapati (indisches Fladenbrot) aus Perlhirse, Mais oder Gerste	gering
○●○	Bagels	gering
○●○	Tacoschalen	gering
○●○	Reis-Cracker	gering
○●○	Pizzabrot	gering
○●○	Pizza mit Käse und Tomaten	Fettgehalt beachten!
○●○	Gebäck, Cracker, Biskuits, Butterkekse	Fettgehalt beachten!
○○●	Weißbrot/Brötchen	niedrig
○○●	Französisches Baguette	niedrig
○○●	Croissants	hoher Fettgehalt
○○●	Waffeln	hoher Fettgehalt

	Lebensmittel	Nährstoffdichte
Frühstückscerealien und Getreideflocken		
🟢	Frischkornbrei	günstiger Gehalt an Vit. B_1, Mg, Bst.
🟢	Kleieflocken	günstiger Gehalt an Vit. B_1, Mg, Bst.
🟢	Vollkornmüsli ohne Zucker	günstiger Gehalt an Vit. B_1, Mg, Bst.
🟢	Vollkornhaferflocken	günstiger Gehalt an Vit. B_1, Vit. E, Mg, Bst.
🟢	Weizenkeime	günstiger Gehalt an Vit. B_1, Vit. E, Mg, Bst.
🟡	Fertigmüslis mit Zuckerzusatz	mittlerer Gehalt an Vit. B_1 und Mg
🟡	Instant-Haferflocken	günstiger Gehalt an Vit. B_1 und Mg
🟡	Porridge	günstiger Gehalt an Vit. B_1 und Mg
🔴	Cornflakes, Pops & Co.	z.T. werden Vitamine und Mineralstoffe zugesetzt
Getreide, Teigwaren und Kartoffeln		
🟢	Getreidekörner, geschrotet	hoher bis mittlerer Gehalt an Vit. B_1, Mg, Bst.
🟢	Gerstengraupen	mittlerer Gehalt an Vit. B_1, Mg, Bst.
🟢	Buchweizen	hoher bis mittlerer Gehalt an Vit. B_1, Mg, Bst.
🟢	Bulgur	mittlerer Gehalt an Vit. B_1, Mg, Bst.
🟢	Parboiled Reis	gering
🟢	Vollkornspaghetti	hoher bis mittlerer Gehalt an Vit. B_1, Mg, Bst.
🟢 🟢	Spaghetti und andere Teigwaren aus Hartweizen	gering
🟢	Glasnudeln aus Mungbohnen	gering
🟡	Neue Kartoffeln, gekocht	mittlerer Gehalt an K, Vit. C
🟡	Süßkartoffeln, Yam	mittlerer Gehalt an K, Vit. C
🟡	Basmatireis	gering
🟡	Vollkornreis	mittlerer bis hoher Gehalt an Vit. B_1, Mg, Bst.
🟡	Wilder Reis	mittlerer bis hoher Gehalt an Vit. B_1, Mg, Bst.
🟡	Hirse	mittlerer bis hoher Gehalt an Vit. B_1, Mg, Bst.
🟡	Couscous	mittlerer Gehalt an Vit. B_1, Mg, Bst.
🟡	Mais (Gemüsemais)	mittlerer bis hoher Gehalt an Vit. B_1, Mg, Bst.

info *Ein kurzer Blick genügt . . .*

Die Farben in den GLYX-Tabellen sind nach dem Ampelprinzip ausgewählt: grün, gelb und rot. Ein grüner Punkt kennzeichnet Lebensmittel mit niedrigem GLYX, ein gelber steht für Nahrungsmittel mit mittlerem GLYX und ein roter zeigt Produkte mit hohem GLYX an.

	Lebensmittel	Nährstoffdichte
○ ● ○	Popcorn	gering
○ ● ○	Langkornreis, gekocht	gering
○ ● ○	Kartoffelbrei	gering
○ ● ○	Gnocchi	gering
○ ● ○	Kartoffelchips	niedrig; hoher Fettgehalt
○ ○ ●	Kartoffeln, gebacken	mittel
○ ○ ●	Kartoffeln, in der Mikrowelle gegart	mittel
○ ○ ●	Pommes frites	Fettgehalt beachten!
○ ○ ●	Kartoffelpulver (Instantprodukt)	niedrig
○ ○ ●	Instant-Reis	niedrig
○ ○ ●	Maisstärke, gekocht	praktisch Null
○ ○ ●	Weißer Reis, gekocht	niedrig

Hülsenfrüchte, Nüsse und Ölsaaten

● ○ ○	Sojabohnen	hoher Gehalt an Vit. B_1, Mg, Bst., SPS
● ○ ○	Linsen	hoher Gehalt an Vit. B_1, Mg, Bst.
● ○ ○	Kidneybohnen	hoher Gehalt an Vit. B_1, Mg, Bst.
● ○ ○	Weiße Bohnen	hoher Gehalt an Vit. B_1, Mg, Bst.
● ○ ○	Trockenerbsen	hoher Gehalt an Vit. B_1, Mg, Bst.
● ○ ○	Hülsenfrüchte	hoher Gehalt an Vit. B_1, Mg, Bst., SPS
● ○ ○	Erdnüsse	Fettgehalt beachten! MUFS, Vit. E, Mg, Fe, SPS
● ○ ○	Mandeln	Fettgehalt beachten! MUFS, Vit. E, Mg, Fe, SPS
● ○ ○	Walnüsse	Fettgehalt beachten! MUFS, Vit. E, Mg, Fe, SPS
● ○ ○	Leinsamen	Fettgehalt beachten! MUFS, Vit. E, Mg, Fe, SPS
● ○ ○	Sonnenblumenkerne	Fettgehalt beachten! MUFS, Vit. E, Mg, Fe, SPS
● ○ ○	Kürbiskerne	Fettgehalt beachten! MUFS, Vit. E, Mg, Fe, SPS
● ○ ○	Sesamsaat	Fettgehalt beachten! MUFS, Vit. E, Mg, Ca, Fe, SPS

Gemüse

● ○ ○	Alfalfasprossen	günstiger Gehalt an K, Mg, Vit. C, Kar. u. a. SPS, Bst.
● ○ ○	Auberginen	mittlerer Gehalt an K, Mg, Vit. C, Kar. u. a. SPS, Bst.
● ○ ○	Blattsalate	günstiger Gehalt an K, Mg, Vit. C, Kar. u. a. SPS, Bst.
● ○ ○	Brokkoli	günstiger Gehalt an K, Mg, Vit. C, Kar. u. a. SPS, Bst.
● ○ ○	Chicorée	günstiger Gehalt an K, Mg, Vit. C, Kar. u. a. SPS, Bst.
● ○ ○	Grüne Bohnen	günstiger Gehalt an K, Mg, Vit. C, Kar. u. a. SPS, Bst.
● ○ ○	Gurken	mittlerer Gehalt an K, Mg, Vit. C, Kar. u. a. SPS, Bst.
● ○ ○	Kohlgemüse aller Art	günstiger Gehalt an K, Mg, Vit. C, Kar. u. a. SPS, Bst.

	Lebensmittel	Nährstoffdichte
●○○	Möhren, roh	günstiger Gehalt an K, Mg, Vit. C, Kar. u. a. SPS, Bst.
●○○	Paprika	günstiger Gehalt an K, Mg, Vit. C, Kar. u. a. SPS, Bst.
●○○	Pilze	mittlerer Gehalt an K, Mg, Kar. u. a. SPS, Bst.
●○○	Radieschen/Rettich	günstiger Gehalt an K, Mg, Vit. C, Kar. u. a. SPS, Bst.
●○○	Sellerie	günstiger Gehalt an K, Mg, Vit. C, Kar. u. a. SPS, Bst.
●○○	Sojasprossen	günstiger Gehalt an K, Mg, Vit. C, Kar. u. a. SPS, Bst.
●○○	Spinat	günstiger Gehalt an K, Mg, Vit. C, Kar. u. a. SPS, Bst.
●○○	Tomaten	günstiger Gehalt an K, Mg, Vit. C, Kar. u. a. SPS, Bst.
●○○	Zucchini	mittlerer Gehalt an K, Mg, Vit. C, Kar. u. a. SPS, Bst.
●○○	Zwiebeln	günstiger Gehalt an K, Mg, Vit. C, Kar. u. a. SPS, Bst.
○●○	Grüne Erbsen, frisch, TK oder in Dosen	mittlerer bis hoher Gehalt an Mineralstoffen und Vitaminen
○●○	Möhren, weich gekocht	mittlerer Gehalt an Mineralstoffen und Vitaminen, SPS
○●○	Kürbis	mittlerer Gehalt an Mineralstoffen und Vitaminen
○●○	Rote Bete	mittlerer Gehalt an Mineralstoffen und Vitaminen
○●○	Zuckermais	mittlerer Gehalt an Mineralstoffen und Vitaminen

Obst

●○○	Äpfel	günstiger Gehalt an K, Vit. C, Kar. u. a. SPS
●○○	Aprikosen, frisch	günstiger Gehalt an K, Vit. C, Kar. u. a. SPS
●○○	Aprikosen, getrocknet	günstiger Gehalt an K, Kar. u. a. SPS
●○○	Beeren	günstiger Gehalt an K, Vit. C, Kar. u. a. SPS
●○○	Birnen	günstiger Gehalt an K, Vit. C, Kar. u. a. SPS
●○○	Grapefruits	günstiger Gehalt an K, Vit. C, Kar. u. a. SPS
●○○	Kirschen	günstiger Gehalt an K, Vit. C, Kar. u. a. SPS
●○○	Kiwis	günstiger Gehalt an K, Vit. C, Kar. u. a. SPS
●○○	Orangen	günstiger Gehalt an K, Vit. C, Kar. u. a. SPS
●○○	Pfirsiche	günstiger Gehalt an K, Vit. C, Kar. u. a. SPS
●○○	Pflaumen	günstiger Gehalt an K, Vit. C, Kar. u. a. SPS
●○○	Trauben	günstiger Gehalt an K, Vit. C, Kar. u. a. SPS
○●○	Ananas	günstiger Gehalt an K, Vit. C, Kar. u. a. SPS
○●○	Aprikosen in Dosen	günstiger Gehalt an K, Vit. C, Kar. u. a. SPS
○●○	Bananen	günstiger Gehalt an K, Vit. C, SPS
○●○	Mangos	günstiger Gehalt an K, Vit. C, Kar. u. a. SPS
○●○	Melonen	günstiger Gehalt an K, Vit. C, Kar. u. a. SPS
○●○	Papayas	günstiger Gehalt an K, Vit. C, Kar. u. a. SPS
○●○	Rosinen	günstiger Gehalt an K, Kar. u. a. SPS

	Lebensmittel	Nährstoffdichte
Getränke		
○○○	Mineralwasser	reich an Mineralstoffen
○○○	Tee und Kaffee ohne Zucker	Achtung: Koffein wirkt entwässernd
●○○	Apfelsaft	kaliumreich
●○○	Apfelsaftschorle	Fitnessgetränk, ausgezeichneter Durstlöscher
●○○	Buttermilch	kalziumreich
●○○	Grapefruitsaft	Vitamin-C- und kaliumreich
●○○	Orangensaft	Vitamin-C-reich, Bioflavonoide
●○○	Sojadrink	Austauschprodukt bei Milch(zucker)unverträglichkeit
●○○	Tomatensaft	reich an Karotinoiden, besonders Lykopin
●○○	Trinkmilch	kalziumreich
○●○	Fruchtsaftgetränke, Fruchtnektare	Zuckerzusatz beachten; z. T. Vitamin- und Mineralstoffzusatz
○●○	Sportgetränke, z. B. isotonische Drinks	Zuckerzusatz beachten; z. T. Vitamin- und Mineralstoffzusatz
○●○	Colagetränke	Zuckerzusatz beachten; sehr niedrige Nährstoffdichte
○●○	Bier	alkoholhaltig
○○●	Softdrinks	Zuckerzusatz beachten; sehr niedrige Nährstoffdichte
○○●	Limonaden	Zuckerzusatz beachten; sehr niedrige Nährstoffdichte
Zucker und Süßes		
●○○	Agavensirup	mineralstoffhaltig, z. B. Kalium
●○○	Fruktose (Fruchtzucker)	isolierter Zucker ohne Vitamine und Mineralstoffe
●○○	Laktose (Milchzucker)	isolierter Zucker, begünstigt die Darmflora
●○○	Bitterschokolade (mehr als 70 % Kakaoanteil)	Fettgehalt beachten! SPS
○●○	Konfitüre, Marmelade	gering
○●○	Schokolade	Fettgehalt beachten!
○●○	Müsliriegel	Fettgehalt beachten!
○●○	Eiscreme	Fettgehalt beachten!
○●○	Honig	praktisch Null
○●○	Haushaltszucker	praktisch Null
○○●	Traubenzucker	praktisch Null, außer bei Vitamin- und Mineralstoffzusatz
○○●	Maltose (Malzzucker)	praktisch Null, außer bei Vitamin- und Mineralstoffzusatz
○○●	Maltodextrin (Kohlenhydratkonzentrat)	praktisch Null, außer bei Vitamin- und Mineralstoffzusatz
○○●	Maisstärke	praktisch Null, außer bei Vitamin- und Mineralstoffzusatz

	Lebensmittel	Nährstoffdichte
Milchprodukte		
🟢	Milch	günstiger Gehalt an Ca, Vit. B_2; außer bei Magerstufe auch Vit. A und Vit. D
🟢	Joghurt	günstiger Gehalt an Ca, Vit. B_2; außer bei Magerstufe auch Vit. A und Vit. D
🟢	Quark	günstiger Gehalt an Ca, Vit. B_2; außer bei Magerstufe auch Vit. A und Vit. D
🟢	Dickmilch	günstiger Gehalt an Ca, Vit.B_2; außer bei Magerstufe auch Vit. A und Vit. D
🟢	Kefir	günstiger Gehalt an Ca, Vit. B_2; außer bei Magerstufe auch Vit. A und Vit. D
🟢	Yakult (probiotisches Milchgetränk)	günstiger Gehalt an Ca, Vit.B_2; außer bei Magerstufe auch Vit. A und Vit. D
🟢	Trinkschokolade	günstiger Gehalt an Ca, Vit. B_2; außer bei Magerstufe auch Vit. A und Vit. D
🟢	Käse	Fettstufen und Fettgehalt beachten! Ca
🟡	Eiscreme	Fettgehalt beachten!
🟡	Milchprodukte mit viel Zuckerzusatz	besser fettarmer Joghurt oder Quark mit frischem Obst
Lebensmittelkombination		
🟢	Almased-VITALKOST®	hohe Nährstoffdichte, Soja-spezifische SPS

Hinweis:
Bedenken Sie, dass neben dem ermittelten GLYX-Wert immer auch die tatsächliche Verzehrsmenge über die gesamte glykämische Last entscheidet!

info — *Fertigprodukt mit niedrigem GLYX*

Aus Gründen des Tagesablaufs, oder wenn es einmal schnell gehen muss, greifen viele auf Fertigprodukte zurück. Es fällt nicht immer leicht, diese Produkte unter dem GLYX-Aspekt zu beurteilen. Für das Lebensmittel Almased-VITALKOST® aus der Apotheke, bestehend aus Soja, Joghurt und Honig, wurden in einer wissenschaftlichen Studie nicht nur ein äußerst günstiger GLYX-Wert ebenso wie eine niedrige glykämische Last ermittelt, sondern auch hervorragende Ergebnisse hinsichtlich einer Gewichtsreduktion erzielt. (vgl. Berg et al. 2003, siehe Seite 154)

GLYX-Tabelle von A bis Z

(Erläuterungen zu den Abkürzungen in der Tabelle finden Sie auf Seite 89)

	Lebensmittel	Nährstoffdichte
●○○	Alfalfasprossen	günstiger Gehalt an K, Mg, Vit. C, Kar. u. a. SPS
●○○	Almased-VITALKOST®	hohe Nährstoffdichte, Soja-spezifische SPS
●○○	Äpfel	günstiger Gehalt an K, Vit. C, Kar. u. a. SPS
●○○	Apfelmuffins	mittlerer Gehalt
●○○	Apfelsaft	kaliumreich
●○○	Aprikosen, frisch	günstiger Gehalt an K, Vit. C, Kar. u. a. SPS, Bst.
●○○	Aprikosen, getrocknet	günstiger Gehalt an K, Kar. u. a. SPS, Bst.
●○○	Auberginen	mittlerer Gehalt an K, Mg, Vit. C, Kar. u. a. SPS, Bst.
●○○	Bananenkuchen	günstiger Gehalt an K
●○○	Beeren	günstiger Gehalt an K, Vit. C, Kar. u. a. SPS, Bst.
●○○	Birnen	günstiger Gehalt an K, Vit. C, Kar. u. a. SPS, Bst.
●○○	Bitterschokolade (70% Kakao)	Fettgehalt beachten!
●○○	Blattsalate	günstiger Gehalt an K, Mg, Vit. C, Kar. u. a. SPS, Bst.
●○○	Brokkoli	günstiger Gehalt an K, Mg, Vit. C, Kar. u. a. SPS, Bst.
●○○	Buchweizen	hoher bis mittlerer Gehalt an Vit. E, Mg, Bst.
●○○	Bulgur	mittlerer Gehalt an Vit. B_1, Mg, Bst.
●○○	Buttermilch	kalziumreich
●○○	Chicorée	günstiger Gehalt an K, Mg, Vit. C, Kar. u. a. SPS, Bst.
●○○	Dickmilch	günstiger Gehalt an Ca, Vit. B_2; außer bei Magerstufe auch Vit. A und Vit. D
●○○	Erdnüsse	Fettgehalt beachten! MUFS, Vit. E, Mg, Fe, SPS
●○○	Frischkornbrei	günstiger Gehalt an Vit. B_1, Mg, Bst.
●○○	Fruchtzucker (Fruktose)	isolierter Zucker ohne Vitamine und Mineralstoffe
●○○	Gerstengraupen	mittlerer Gehalt an Vit. B_1, Mg, Bst.
●○○	Gerstenvollkornbrot, grob	günstiger Gehalt an Vit. B_1, Mg, Bst.
●○○	Getreidekörner, geschrotet	hoher bis mittlerer Gehalt an Vit. B_1, Mg, Bst.
●○○	Glasnudeln aus Mungbohnen	gering
●○○	Grapefruits	günstiger Gehalt an K, Vit. C, Kar. u. a. SPS, Bst.
●○○	Grapefruitsaft	Vitamin-C- und kaliumreich
●○○	Grüne Bohnen	günstiger Gehalt an K, Mg, Vit. C, Kar. u. a. SPS, Bst.
●○○	Gurken	mittlerer Gehalt an K, Mg, Vit. C, Kar. u. a. SPS, Bst.
●○○	Haferkleiebrot	günstiger Gehalt an Vit. B_1, Mg, Bst.
●○○	Haferkleiekekse und ungezuckertes Hafergebäck	günstiger Gehalt an Vit. B_1, Mg, Bst.
●○○	Hülsenfrüchte	hoher Gehalt an Vit. B_1, Mg, Bst., SPS

Lebensmittel	Nährstoffdichte
Joghurt	günstiger Gehalt an Ca, Vit. B_2; außer bei Magerstufe auch Vit. A und Vit. D
Käse	Fettstufen und Fettgehalt beachten! Ca
Kefir	günstiger Gehalt an Ca, Vit. B_2; außer bei Magerstufe auch Vit. A und Vit. D
Kleieflocken	günstiger Gehalt an Vit. B_1, Mg, Bst.
Kidneybohnen	hoher Gehalt an Vit. B_1, Mg., Bst.
Kirschen	günstiger Gehalt an K, Vit. C, Kar. u. a. SPS, Bst.
Kiwis	günstiger Gehalt an K, Vit. C, Kar. u. a. SPS, Bst.
Knäckebrot, ballaststoffreich	günstiger Gehalt an Bst.
Kohlgemüse aller Art	günstiger Gehalt an K, Mg, Vit. C, Kar. u. a. SPS, Bst.
Kürbiskerne	Fettgehalt beachten! MUFS, Vit. E, Mg, Fe, SPS
Laktose (Milchzucker)	isolierter Zucker, begünstigt die Darmflora
Leinsamen	Fettgehalt beachten! MUFS, Vit. E, Mg, Fe, SPS
Linsen	hoher Gehalt an Vit. B_1, Mg, Bst.
Mandeln	Fettgehalt beachten! MUFS, Vit. E, Mg, Fe, SPS
Mangold	günstiger Gehalt an K, Mg, Vit. C, Kar. u. a. SPS, Bst.
Mehrkornvollkornbrot (Körner- und Saatenmischung)	günstiger Gehalt an Vit. B_1, Mg, Bst.
Milch	günstiger Gehalt an Ca, Vit. B_2; außer bei Magerstufe auch Vit. A und Vit. D
Möhren, roh	günstiger Gehalt an K, Mg, Vit. C, Kar. u. a. SPS, Bst.
Nudeln aus Hartweizen	gering
Nusskuchen	Fettgehalt beachten!
Orangen	günstiger Gehalt an K, Vit. C, Kar. u. a. SPS, Bst.
Orangensaft	Vitamin-C-reich, Bioflavonoide
Paprika	günstiger Gehalt an K, Mg, Vit. C, Kar. u. a. SPS, Bst.
Parboiled Reis	gering
Pfirsiche	günstiger Gehalt an K, Vit. C, Kar. u. a. SPS, Bst.
Pflaumen	günstiger Gehalt an K, Vit. C, Kar. u. a. SPS, Bst.

info

Ein kurzer Blick genügt . . .

Die Farben in den GLYX-Tabellen sind nach dem Ampelprinzip ausgewählt: grün, gelb und rot. Ein grüner Punkt kennzeichnet Lebensmittel mit niedrigem GLYX, ein gelber steht für Nahrungsmittel mit mittlerem GLYX und ein roter zeigt Produkte mit hohem GLYX an.

Lebensmittel	Nährstoffdichte
●○○ Pilze	mittlerer Gehalt an K, Mg, Kar. u. a. SPS, Bst.
●○○ Pumpernickel	günstiger Gehalt an Mg, Bst.
●○○ Quark	günstiger Gehalt an Ca, Vit. B_2; außer bei Magerstufe auch Vit. A und Vit. D
●○○ Radieschen	günstiger Gehalt an K, Mg, Vit. C, Kar. u. a. SPS, Bst.
●○○ Rettich	günstiger Gehalt an K, Mg, Vit. C, Kar. u. a. SPS, Bst.
●○○ Roggenvollkornbrot, grobkörnig	günstiger Gehalt an Vit. B_1, Mg, Bst.
●○○ Sellerie	günstiger Gehalt an K, Mg, Vit. C, Kar. u. a. SPS, Bst.
●○○ Sesamsaat	Fettgehalt beachten! MUFS, Vit. E, Mg, Fe, Ca, SPS
●○○ Sojabohnen	hoher Gehalt an Vit. B_1, Mg., Bst., SPS
●○○ Sojabrot mit Leinsamen	günstiger Gehalt an Vit. B_1, Mg, Bst., SPS
●○○ Sojadrink	Austauschprodukt bei Milch(zucker)unverträglichkeit
●○○ Sojasprossen	günstiger Gehalt an K, Mg, Vit. C, Kar. u. a. SPS, Bst.
●○○ Sonnenblumenkerne	Fettgehalt beachten! MUFS, Vit. E, Mg, Fe, SPS
●○○ Spinat	günstiger Gehalt an K, Mg, Vit. C, Kar. u. a. SPS, Bst.
●○○ Tomaten	günstiger Gehalt an K, Mg, Vit. C, Kar. u. a. SPS, Bst.
●○○ Tomatensaft	reich an Karotinoiden, besonders Lykopin
●○○ Trauben	günstiger Gehalt an K, Vit. C, Kar. u. a. SPS, Bst.
●○○ Trinkschokolade	günstiger Gehalt an Ca, Vit. B_2
●○○ Trockenerbsen	hoher Gehalt an Vit. B_1, Mg, Bst.
●○○ Vollkornbrot mit Kürbiskernen	günstiger Gehalt an Vit. B_1, Mg, Bst., SPS
●○○ Vollkornbrot mit Leinsamen	günstiger Gehalt an Vit. B_1, Mg, Bst.
●○○ Vollkornfrüchtebrot	günstiger Gehalt an Vit. B_1, Mg, K, Bst.
●○○ Vollkornhaferflocken	günstiger Gehalt an Vit. B_1, Mg, Bst.
●○○ Vollkornmüsli ohne Zucker	günstiger Gehalt an Vit. B_1, Mg, Bst.
●○○ Vollkornspaghetti	hoher bis mittlerer Gehalt an Vit. B_1, Mg, Bst.
●○○ Walnüsse	Fettgehalt beachten! MUFS, Vit. E, Mg, Fe, SPS
●○○ Weiße Bohnen	hoher Gehalt an Vit. B_1, Mg, Bst.
●○○ Weizenkeime	günstiger Gehalt an Vit. B_1, Vit. E, Mg, Bst.
●○○ Yakult (probiotisches Milchgetränk)	günstiger Gehalt an Ca, Vit. B_2; außer bei Magerstufe auch Vit. A und Vit. D
●○○ Zucchini	mittlerer Gehalt an K, Mg, Vit. C, Kar. u. a. SPS, Bst.
●○○ Zwiebeln	günstiger Gehalt an K, Mg, Vit. C, Kar. u. a. SPS, Bst.

Lebensmittel	Nährstoffdichte
Ananas	günstiger Gehalt an K, Vit. C, Kar. u. a. SPS
Aprikosen in Dosen	günstiger Gehalt an K, Vit. C, Kar. u. a. SPS
Bagels	gering
Bananen	günstiger Gehalt an K, Vit. C
Basmatireis	gering
Bier	alkoholhaltig
Biskuits	Fettgehalt beachten!
Brot, glutenfrei	gering
Butterkekse	Fettgehalt beachten!
Chapati (indisches Fladenbrot)	gering
Couscous	mittlerer Gehalt an Vit. B_1, Mg, Bst.
Cracker	Fettgehalt beachten!
Eiscreme	Fettgehalt beachten!
Fruchtnektare, Fruchtsaftgetränke	Zuckerzusatz beachten; z.T. Vitamin- und Mineralstoffzusatz
Gebäck	Fettgehalt beachten!
Gnocchi	gering
Grüne Erbsen, frisch, TK oder in Dosen	mittlerer bis hoher Gehalt an Mineralstoffen und Vitaminen
Haferflocken, Instant	günstiger Gehalt an Vit. B_1 und Mg
Haushaltszucker	praktisch Null
Hirse	mittlerer bis hoher Gehalt an Vit. B_1, Mg, Bst.
Honig	praktisch Null
Kartoffeln, neu, gekocht	mittlerer Gehalt an K, Vit. C
Kartoffelbrei	gering
Kartoffelchips	niedrig; hoher Fettgehalt
Konfitüre, Marmelade	gering
Kürbis	mittlerer Gehalt an Mineralstoffen und Vitaminen
Langkornreis, gekocht	gering
Mais (Gemüsemais)	mittlerer bis hoher Gehalt an Vit. B_1, Mg, Bst.
Mangos	günstiger Gehalt an K, Vit. C, Kar. u. a. SPS
Melonen	günstiger Gehalt an K, Vit. C, Kar. u. a. SPS
Milchprodukte mit viel Zuckerzusatz	besser fettarmer Joghurt oder Quark mit frischem Obst
Möhren, weich gekocht	mittlerer Gehalt an Mineralstoffen und Vitaminen, SPS
Müsli mit Zuckerzusatz	mittlerer Gehalt an Vit. B_1 und Mg
Müsliriegel	Fettgehalt beachten!
Papayas	günstiger Gehalt an K, Vit. C, Kar. u. a. SPS
Pitabrot	gering
Pizza mit Käse und Tomaten	Fettgehalt beachten!

Lebensmittel	Nährstoffdichte
Pizzabrot	gering
Popcorn	gering
Porridge	günstiger Gehalt an Vit. B_1 und Mg
Reis-Cracker	gering
Rosinen	günstiger Gehalt an K, Kar. u. a. SPS
Rote Bete	mittlerer Gehalt an Mineralstoffen und Vitaminen
Schokolade	Fettgehalt beachten!
Sportgetränke, z.B. isotonische Drinks	Zuckerzusatz beachten; z. T. Vitamin- und Mineralstoffzusatz
Süßkartoffeln, Yam	mittlerer Gehalt an K, Vit. C
Vollkornbrot, fein geschrotet	günstiger Gehalt an Vit. B_1, Mg
Vollkornknäckebrot	günstiger Gehalt an Vit. B_1, Mg
Vollkornreis	mittlerer bis hoher Gehalt an Vit. B_1, Mg, Bst.
Wilder Reis	mittlerer bis hoher Gehalt an Vit. B_1, Mg, Bst.
Zuckermais	mittlerer Gehalt an Mineralstoffen und Vitaminen
Cornflakes, Pops & Co.	z.T. werden Vitamine und Mineralstoffe zugesetzt
Croissants	hoher Fettgehalt
Französisches Baguette	niedrig
Instant-Reis	niedrig
Kartoffeln, gebacken	mittel
Kartoffeln, in der Mikrowelle gegart	mittel
Kartoffelpulver (Instantprodukt)	niedrig
Limonaden	Zuckerzusatz beachten; sehr niedrige Nährstoffdichte
Maisstärke	praktisch Null, außer bei Vitamin- und Mineralstoffzusatz
Maisstärke, gekocht	praktisch Null
Maltodextrin (Kohlenhydratkonzentrat)	praktisch Null, außer bei Vitamin- und Mineralstoffzusatz
Maltose (Malzzucker)	praktisch Null, außer bei Vitamin- und Mineralstoffzusatz
Pommes frites	Fettgehalt beachten!
Softdrinks	Zuckerzusatz beachten; sehr niedrige Nährstoffdichte
Traubenzucker	praktisch Null, außer bei Vitamin- und Mineralstoffzusatz
Waffeln	hoher Fettgehalt
Weißbrot/Brötchen	niedrig
Weißer Reis (niedriger Amylosegehalt), gekocht	niedrig

Erläuterungen zu den GLYX-Tabellen

- Folgende Abkürzungen werden verwendet: K für Kalium, Ca für Kalzium, Mg für Magnesium, Fe für Eisen, Vit. für Vitamine, Min. für Mineralstoffe, Bst. für Ballaststoffe, Kar. für Karotinoide, SPS für sekundäre Pflanzenstoffe und MUFS für mehrfach ungesättigte Fettsäuren.

- Fette und Öle sind nicht aufgeführt. Sparsam verwendet gehören sie zu einer ausgewogenen Ernährung. Aus gesundheitlicher Sicht sind neben Oliven- und Rapsöl auch Soja-, Walnuss- und Maiskeimöl zu empfehlen. Als Streichfett können Sie Butter oder ungehärtete Pflanzenmargarine verwenden.

- Nüsse und Ölsamen stehen zwar nicht im gelben GLYX-Bereich, sie sollten dennoch wegen des besonders hohen Fettgehalts nur in Maßen genossen werden.

- Bei Gemüse gibt es keine »roten« Einträge, denn eine Einschränkung für den Verzehr von Gemüse ist nicht notwendig. Vermeiden Sie aber fettreiche Zubereitungen wie Bratlinge und paniertes Gemüse. Ohne Mengenbeschränkung können Sie ebenfalls frische, tiefgefrorene und getrocknete Küchenkräuter verwenden.

- Ebenso entfällt eine Beschränkung, was den Verzehr von frischem Obst betrifft. Lediglich bei Bananen und Trockenfrüchten ist aufgrund des hohen Kohlenhydratgehalts die Gesamtaufnahme im Auge zu behalten. Natürlich sollten auch gezuckertes Kompott und Dosenobst eher die Ausnahme sein. Dosenobst wird von einigen Firmen mittlerweile auch ohne Zuckerzusatz angeboten. Achten Sie auf die Zutatenliste bzw. einen entsprechenden Vermerk!

- Die proteinreichen tierischen Lebensmittel Fleisch, Fisch und Ei enthalten mit Ausnahme der Innereien praktisch keine Kohlenhydrate. Sie gehören zu einer ausgewogenen Ernährung und versorgen uns mit B-Vitaminen, Eisen, Zink, Selen, Jod und hochwertigem Protein.

Allerdings ist ihr unterschiedlicher Fettgehalt zu beachten. Fetthaltige Meeresfische wie Hering, Makrele, Lachs, Thunfisch und Sardinen enthalten die lebenswichtigen Omega-3-Fettsäuren und sollten deshalb zweimal wöchentlich auf dem Speiseplan stehen.

Die GLYX-Mahlzeiten: Verbote gibt es nicht!

Richtig essen mit dem glykämischen Index ist ganz einfach. Sie wählen vorzugsweise Lebensmittel, die im grünen Bereich liegen. Lebensmittel im gelben Bereich kombinieren Sie am besten mit solchen, die grün sind, oder mit einer fettarmen Proteinkomponente, z. B. Geflügelfleisch oder ein Milchprodukt. Natürlich sollten Sie von den »gelben« Lebensmitteln nicht zu viel essen. Schließlich können Sie sich auch einmal Produkte mit einem hohen glykämischen Index erlauben, wenn Sie an dem Tag bei den anderen Mahlzeiten GLYX-bewusster essen.

Verbote gibt es keine, sondern nur ein »mehr« oder »weniger«. Bedenken Sie, dass es letztlich auf die Menge ankommt. Folglich heben Lebensmittel mit einem hohen GLYX in »Miniportionen« gegessen oder solche mit einem geringen Kohlenhydratgehalt den Blutzucker auch nur verhältnismäßig wenig an.

Sich nur am niedrigen glykämischen Index zu orientieren ist allein nicht ausreichend, um rundum gut versorgt zu sein. Die Gefahr bei Lebensmittellisten in Form einer Rangskala besteht darin, dass man geneigt ist, sich nur an die »Top Ten« der niedrigsten GLYX-Faktoren zu halten.

Essen nach der Lebensmittelpyramide

Zu einer ausgewogenen Ernährung tragen verschiedene Lebensmittelgruppen bei, die jedoch einen unterschiedlichen Stellenwert bei der Ernährungsplanung haben. Eine gute Orientierungshilfe für die »richtigen« Verhältnisse in der Küche ist die GLYX-Lebensmittelpyramide. Die breite Basis – quasi das solide Fundament gesunder Ernährung – bilden Gemüse, Hülsenfrüchte und Obst. Danach folgen die proteinhaltigen Lebensmittel, und erst dann kommen Getreide und Kartoffeln. Da wir insgesamt mehr trinken als essen müssen, stehen zuckerarme Getränke ganz unten.

Die Lebensmittelpyramide zeigt es: An der Spitze hat nur ganz wenig Süßes und Fettes Platz. Genau so sollte es auch auf Ihrem Speiseplan sein.

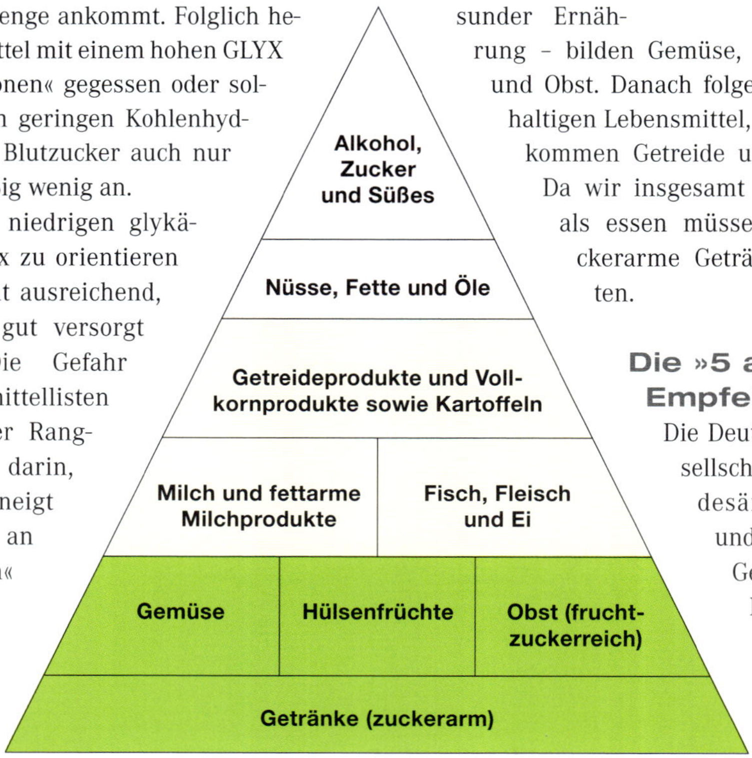

Die »5 am Tag«-Empfehlung

Die Deutsche Krebsgesellschaft, die Landesärztekammern und die Deutsche Gesellschaft für Ernährung haben die Kampagne »5 am Tag« ins Leben gerufen, das heißt fünfmal täglich Gemüse und Obst, wobei drei Portionen auf Gemüse sowie zwei Portionen auf Obst entfallen. Auch die beliebte Mittelmeerküche entspricht den Empfehlungen einer am glykämischen Index orientierten Lebensmittelauswahl.

Fünf Portionen Gemüse und Obst täglich werden empfohlen zur Vorbeugung von Herzkrankheiten, als Krebsprophylaxe und zur Stärkung des Immunsystems.

Reduzieren Sie fettreiche Lebensmittel

Zurück zur Lebensmittelpyramide: Je weiter man zur Spitze kommt, desto sparsamer sollte man mit diesen Lebensmitteln umgehen. Die oberen Etagen der Pyramide sind also nicht die Hauptbestandteile, sondern die Ergänzung einer gemüse- und obstreichen sowie kohlenhydratbewussten Basiskost. Es ist empfehlenswert, täglich zwei Milchprodukte zu verzehren, z. B. ein Glas Milch oder einen Becher Joghurt sowie eine Portion Quark oder fettarmen Käse. Wer Milch nicht mag oder verträgt, kann auf Sojaprodukte ausweichen. Darüber hinaus sind jeweils zwei Fleisch-, Fisch- und Eiergerichte eine gute Ergänzung für den wöchentlichen Speiseplan. An der Spitze der Pyramide steht schließlich Fettreiches und Süßes sowie die figurfeindliche Kombination aus beidem. Treiben Sie es also nicht auf die Spitze.

Sie merken, das GLYX-Konzept stimmt mit den aktuellen Ernährungsempfehlungen völlig überein und erfordert nur im Bereich der kohlenhydratreichen Lebensmittel eine differenzierte

tipp *Gesunde Ernährung ist ganz einfach*

Essen Sie an Stelle von:	lieber:
Weißbrot, Mischbrot, feinkrumiges Vollkornbrot	grobkörniges Vollkornbrot oder Sojabrot mit Leinsamen
Fertigmüsli mit Zuckerzusatz	Vollkornhaferflocken oder Frischkornbrei mit Obst
zucker- und fettreiches Gebäck	Vollkorngebäck mit Trockenfrüchten
Bananen	Äpfel, Pfirsiche, Kirschen, Beerenfrüchte
Kompott und Marmelade	frisches Obst und Trockenfrüchte
Kartoffeln (gebacken, Püree)	Pellkartoffeln, Spaghetti und Hülsenfrüchte
weißer Reis, gekocht	Basmatireis
gekochtes Gemüse	Rohkost oder bissfest gegartes Gemüse

Auswahl. Kohlenhydrate sind eben nicht gleich Kohlenhydrate. Es gilt aber auch, dass Sie mit zunehmender körperlicher Aktivität mehr Kohlenhydrate essen dürfen - auch mal solche aus dem gelben Bereich und gelegentlich etwas Süßes. Für die qualitätsbewusste Kohlenhydratauswahl stehen aber die grünen Lebensmittelvertreter einschließlich Vollkornprodukten.

Die optimale GLYX-Ernährung

Oft genügt ein einfacher Austausch von Lebensmitteln im Speiseplan, um eine bessere GLYX-Situation zu erreichen. Verzichten Sie im Restaurant auf Baguette mit Butter. Besser sind Gemüsestifte mit Quarkdips. Wechseln Sie auch bei den so genannten Beilagen ab und wählen Sie öfter Spaghetti oder Basmatireis statt stets Kartoffeln. Junge Kartoffeln in der Schale gegart sind jedoch eine besonders gute Alternative. Ungünstige Kohlenhydrat-Fett-Kombinationen lassen sich vermeiden, wenn Sie auf alles Panierte verzichten.

Starten Sie Ihre Mahlzeit mit einer großen Portion Rohkostsalat. Das sättigt bereits, aktiviert die Verdauung und versorgt uns mit lebenswichtigen Vitaminen und bioaktiven Pflanzenstoffen. Machen Sie Gemüse zum Hauptbestandteil einer Mahlzeit und das Fleisch eher zur Beilage.

Genießen Sie öfter Hülsenfrüchte. Wählen Sie als Nachtisch frisches Obst. Wer allerdings Obst in Kombination mit anderen Speisen nicht gut verträgt, sollte auf das Dessert verzichten und lieber später einen Apfel essen.

Kleine Veränderungen - große Wirkung

Die verhältnismäßig kleinen und leicht durchführbaren Änderungen bei der Lebensmittelauswahl verbessern die GLYX-Lage erheblich.

Beispiel für einen GLYX-Tagesplan

Aus dem Rezeptteil können Sie zum Beispiel folgenden Speiseplan zusammenstellen. Der Plan entspricht einer Reduktionskost, die ausgezeichnet satt macht und die drei Nährstoffe Kohlenhydrate, Proteine und Fette ins richtige Verhältnis setzt.

- Frühstück: Porridge mit Erdbeer-Joghurt-Püree (Seite 96)
  Nährwert: 314 kcal, 12g Eiweiß, 6g Fett, 50g Kohlenhydrate
- Zwischendurch: Pumpernickeltürmchen (Seite 129)
  Nährwert: 211 kcal, 13g Eiweiß, 4g Fett, 30g Kohlenhydrate
- Mittagessen: Zucchini mit Thunfischfüllung (Seite 104)
  Nährwert: 500 kcal, 36g Eiweiß, 20g Fett, 43g Kohlenhydrate
- Dessert oder Nachmittagsimbiss: Joghurtparfait mit Kirschen (Seite 123)
  Nährwert: 104 kcal, 6g Eiweiß, 2g Fett, 14g Kohlenhydrate
- Abendessen: Rucola-Linsen-Salat (Seite 118)
  Nährwert: 312 kcal, 14g Eiweiß, 5g Fett, 50g Kohlenhydrate

Tagessumme: 1441 kcal, 81g Eiweiß, 37g Fett, 187g Kohlenhydrate

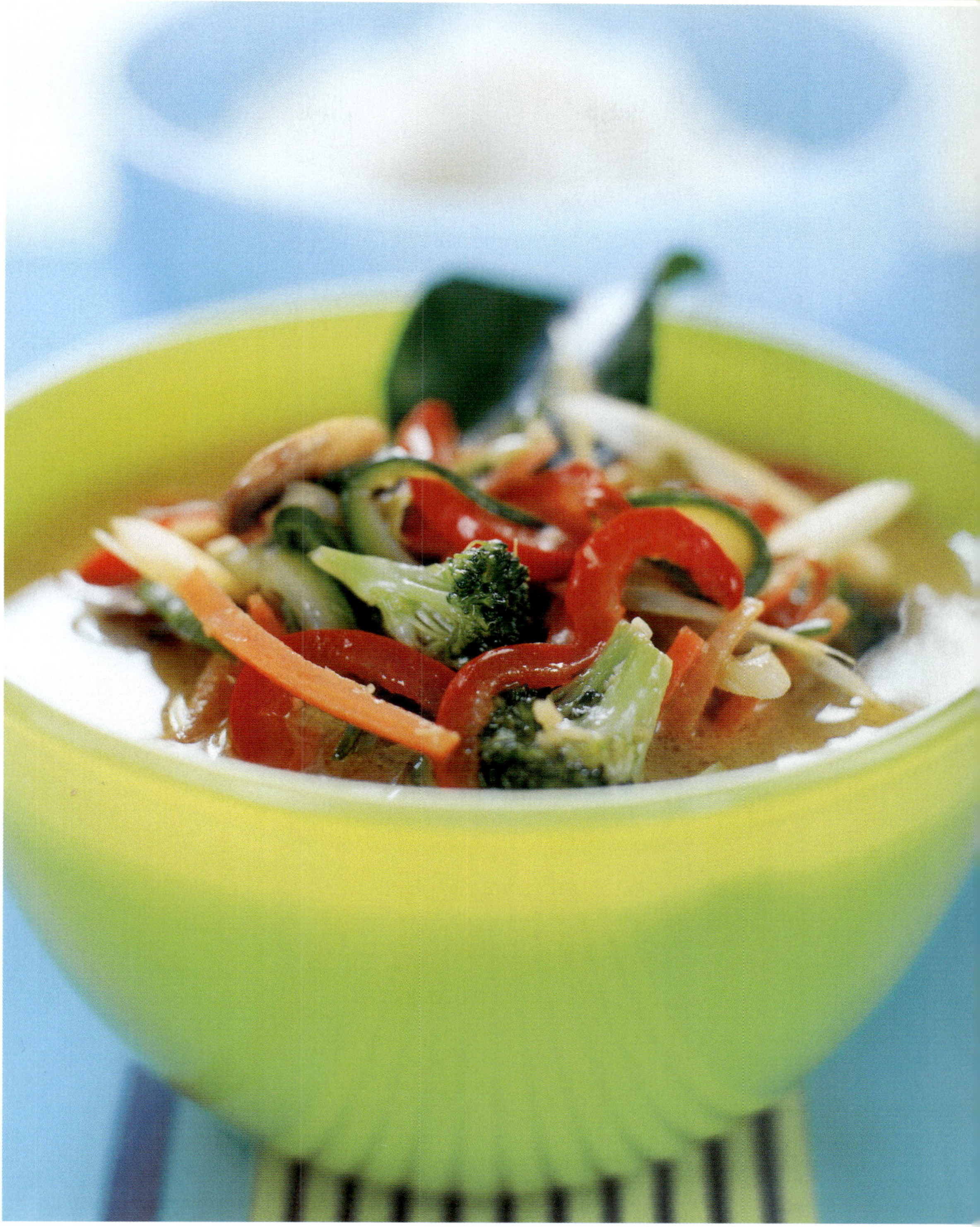

Zu einer GLYX-bewussten Ernährung trägt auch eine würzige Suppe mit viel Gemüse bei!

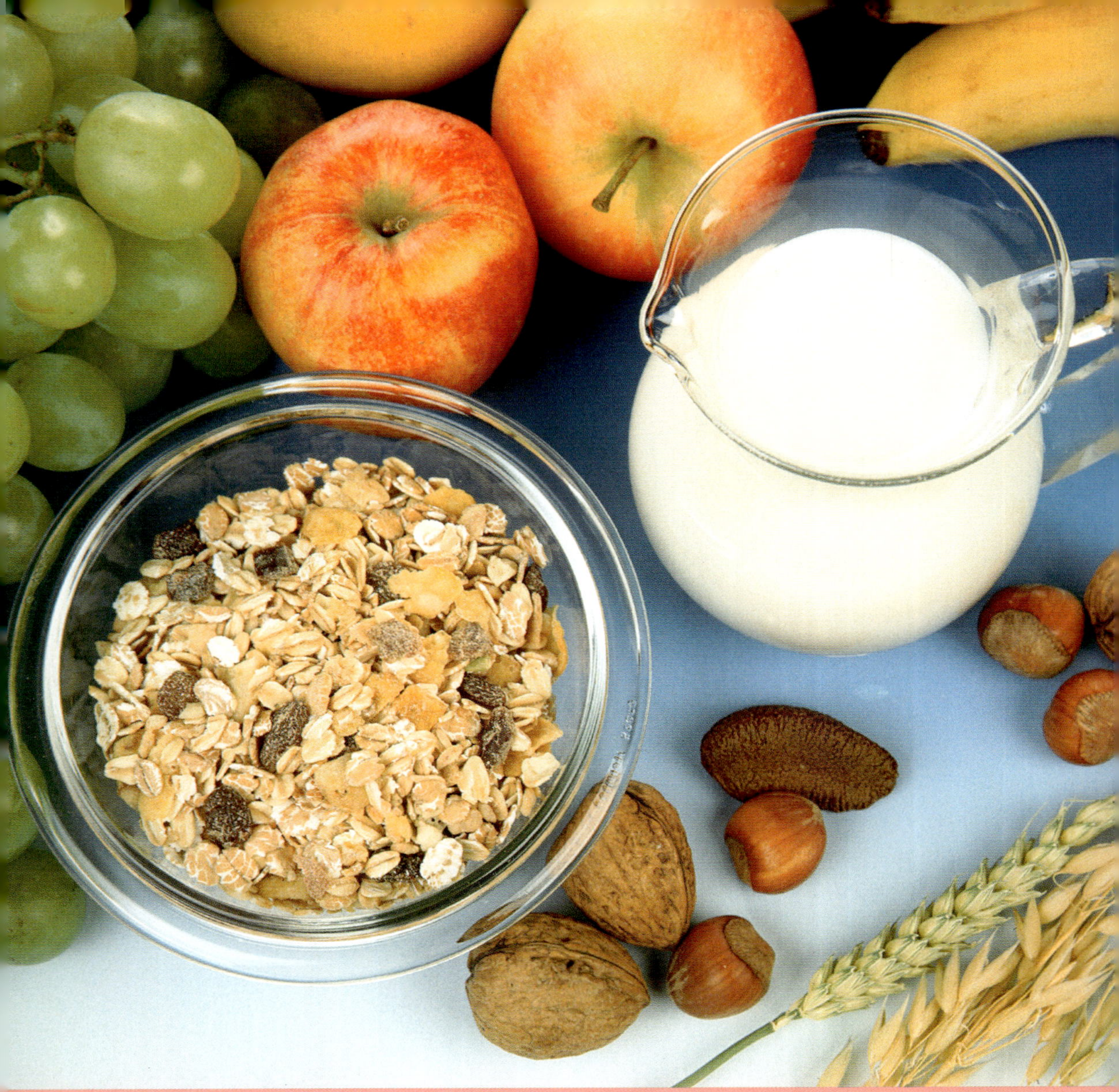

Schlanker Genuss:

die besten GLYX-Rezepte

Mit diesen Fatburner-Rezepten macht gesunde Ernährung Spaß! Lassen Sie sich die leckeren Gerichte mit gutem Gewissen schmecken. Sie bieten einen optimalen glykämischen Index und Nährstoffgehalt – sind also ideal, um dauerhaft abzunehmen.
Wenn nichts anderes angegeben ist, ist jedes Rezept für zwei Personen berechnet.

Frühstücksideen für den optimalen Start in den Tag

Apfel-Zimt-Müsli

ZUBEREITUNGSZEIT: etwa 5 Minuten
Für 1 Person

35 g Almased-VITALKOST (ca. 7 TL)
200 ml fettarme Milch
20 g Haferkleie
1 geriebener Apfel (ca. 120 g)
2 Msp Zimtpulver

Almased-Pulver in ein Schüsselchen geben und die Milch langsam einrühren. Die Haferkleie und den Apfel ebenfalls unterrühren, mit Zimt bestreut servieren.

PRO PORTION: 198 Kilokalorien, 14 g Eiweiß, 6,5 g Fett, 34 g Kohlenhydrate, 6 g Ballaststoffe

Schnell-Frühstück

ZUBEREITUNGSZEIT: etwa 3 Minuten
Für 1 Person

50 g TK-Himbeeren
35 g Almased-VITALKOST (ca. 7 TL)
200 ml fettarme Milch

Tiefgekühlte Himbeeren, Almased-Pulver und Milch im Mixer ca. 1 Minute pürieren. In einem großen Glas servieren.

PRO PORTION: 85 Kilokalorien, 11 g Eiweiß, 4 g Fett, 15 g Kohlenhydrate, 2,4 g Ballaststoffe

Porridge mit Erdbeer-Joghurt-Püree

100 g kernige Haferflocken
1 Prise Jodsalz
200 ml fettarme Milch
200 g Erdbeeren
100 g fettarmer Naturjoghurt
2 TL Agavendicksaft
2 TL Zitronensaft

ZUBEREITUNGSZEIT: etwa 15 Minuten

1 Haferflocken mit Salz, ½ Liter Wasser und der Milch aufkochen und anschließend unter Rühren etwa 10 Minuten bei milder Hitze ausquellen lassen.

2 Erdbeeren putzen, waschen und zusammen mit dem Joghurt pürieren.

3 Mit Agavendicksaft und Zitronensaft abschmecken und zum Porridge servieren.

PRO PORTION: 314 Kilokalorien, 12 g Eiweiß, 6 g Fett, 50 g Kohlenhydrate, 5 g Ballaststoffe, reich an Mg, Zink, Vit. C

Radieschenbrot mit Sprossen

½ Bund Radieschen
2 Scheiben Vollkornbrot
100 g Kräuterquark »light«
2 EL Alfalfasprossen

ZUBEREITUNGSZEIT: etwa 5 Minuten

1 Radieschen von Blättern und Wurzeln befreien, gründlich waschen und in dünne Scheiben schneiden.

2 Die Vollkornbrote mit Kräuterquark bestreichen und mit Radieschenscheiben belegen.

3 Die Sprossen unter fließendem Wasser abspülen und über die Radieschenbrote streuen.

PRO PORTION: 160 Kilokalorien, 9 g Eiweiß, 2 g Fett, 26 g Kohlenhydrate, 6 g Ballaststoffe, reich an Fe

tipp

Radieschen, Rettich und Meerrettich enthalten keimtötende Senföle. Lassen Sie sich die scharfen Wurzelgemüse also ruhig öfter schmecken.

Obstsalat mit Zimt-Joghurt-Creme

ZUBEREITUNGSZEIT: etwa 15 Minuten

je 2 Äpfel und Birnen
1 Banane
je 2 Orangen und Kiwis
400 g Weintrauben
Saft von 1 Limette
500 g Magermilchjoghurt
2–3 EL Agavendicksaft
Zimtpulver

1 Die Äpfel und die Birnen waschen, halbieren, dabei die Kerngehäuse entfernen und die Fruchthälften klein schneiden. Banane, Orangen und Kiwis schälen, das Fruchtfleisch ebenfalls in mundgerechte Stücke schneiden. Weintrauben waschen und von den Stielen zupfen.
2 Das vorbereitete Obst in eine Schüssel geben, den Limettensaft darunter mischen. Den Joghurt nach Geschmack mit Agavendicksaft süßen.
3 Den Obstsalat auf vier Schälchen verteilen, den Joghurt darüber geben. Den Obstsalat mit Zimt bestreuen.

PRO PORTION: 290 kcal, 8 g Eiweiß, 1 g Fett, 59 g Kohlenhydrate, reich an Vit. C, K, Ca

Frischkornmüsli mit süßen Früchtchen

ZUBEREITUNGSZEIT: etwa 10 Minuten

100 g Trockenfrüchte (z. B. Pflaumen, Aprikosen, Birnen)
150 g frisch gequetschte Getreidekörner (z. B. Hafer, Weizen, Roggen – Naturkostladen oder Reformhaus)
2 EL ungeschwefelte Rosinen
2 EL Mandelstifte
4 EL Leinsamen
4 EL Haferkleie

1 Die Trockenfrüchte fein würfeln und mit den restlichen Zutaten mischen.
2 Das Frischkornmüsli in vier Schalen geben. Das Müsli möglichst frisch zubereitet mit fettarmer Milch, Joghurt, Dickmilch oder Kefir genießen.

PRO PORTION: 280 kcal, 10 g Eiweiß, 8 g Fett, 41 g Kohlenhydrate, reich an Ballaststoffen und ungesättigten Fettsäuren

Hüttenfrühstück mit Trauben

4 Scheiben Vollkornknäckebrot
125 g Hüttenkäse
100 g Weintrauben
2 TL gehackte Pistazien
Zimt

ZUBEREITUNGSZEIT: etwa 10 Minuten (Foto rechts)

Die Knäckebrote mit Hüttenkäse bestreichen. Mit den halbierten Weintrauben belegen und mit Pistazien und Zimt bestreuen.

PRO PORTION: 204 Kilokalorien, 12 g Eiweiß, 6 g Fett, 25 g Kohlenhydrate, 5 g Ballaststoffe

tipp

Probieren Sie einmal folgende Variante: Belegen Sie die Käsebrote mit halbierten Cocktailtomaten und frischen Basilikumblättchen anstatt mit Weintrauben und Pistazien. Ein echter Sommergenuss!

Roggenmischbrot mit Leinsamen

500 g Roggenvollkornmehl
500 g Weizenvollkornmehl
100 g Leinsamen
2 TL Jodsalz
150 g Sauerteig
1 Würfel Hefe (42 g)
150 g fettarmer Naturjoghurt

ZUBEREITUNGSZEIT: etwa 90 Minuten, Ruhezeit: 4 bis 5 Stunden
Für 2 Brote à 15 Scheiben

1. Mehl mit dem Leinsamen und Salz in einer großen Schüssel mischen. Sauerteig mit ½ Liter Wasser, Hefe und Joghurt verrühren, zur Mehlmischung geben und zu einem glatten Teig verarbeiten. Zugedeckt mindestens 3 Stunden gehen lassen.
2. Den Brotteig durchkneten und zwei ovale Laibe formen. Auf ein mit Backpapier ausgelegtes Blech geben und zugedeckt 1 bis 2 Stunden gehen lassen.
3. Den Backofen auf 220 °C (Umluft: 200 °C/Gas: Stufe 4) vorheizen, ein ofenfestes Gefäß voll Wasser auf den Ofenboden stellen und das Brot 15 Minuten backen. Dann die Temperatur auf 200 °C (Umluft: 180 °C/Gas: Stufe 3) herunterschalten und die Brote weitere 45 Minuten backen.

PRO SCHEIBE: 130 Kilokalorien, 5 g Eiweiß, 2 g Fett, 23 g Kohlenhydrate, 5 g Ballaststoffe

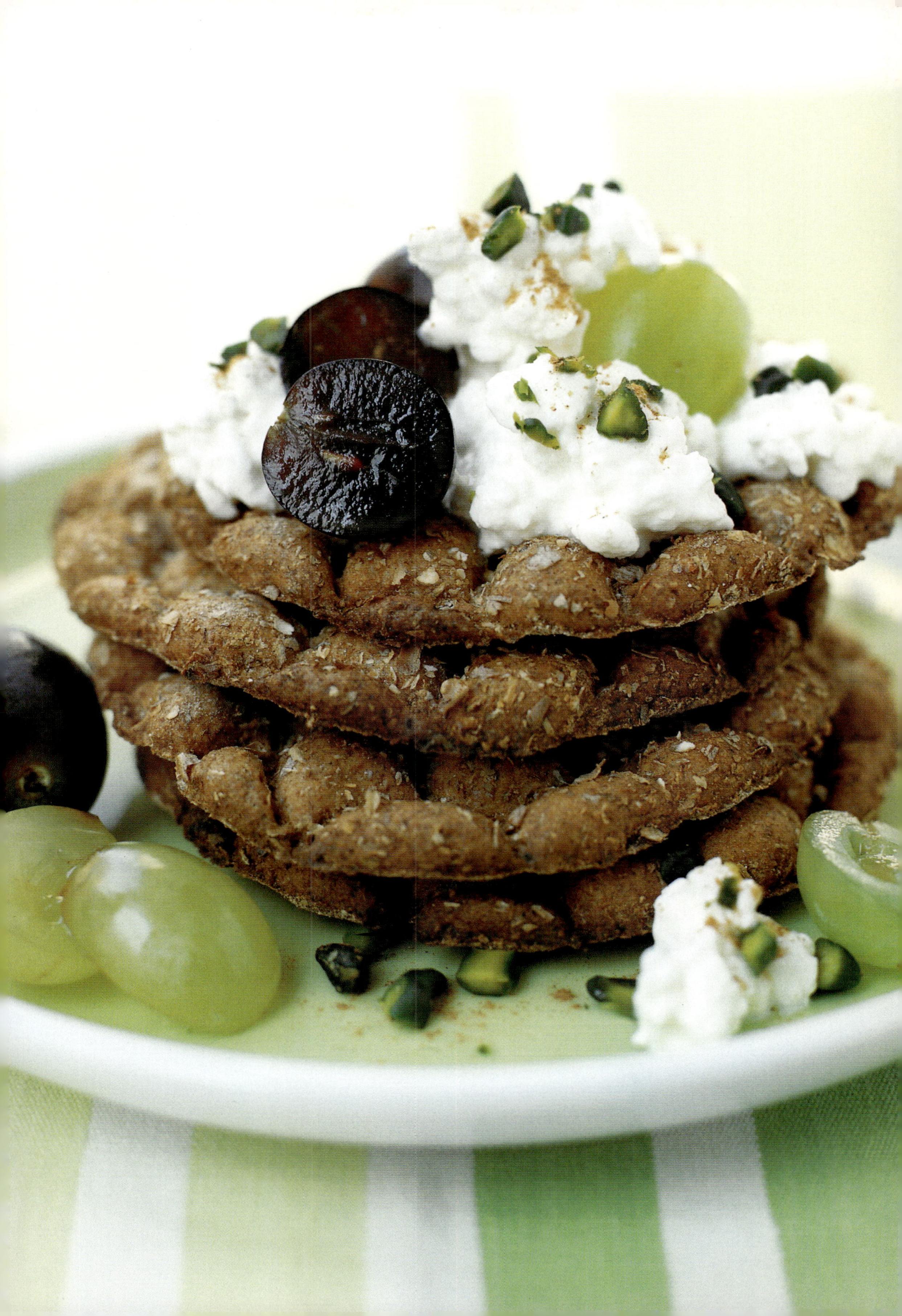

Brötchen auf italienische Art

2 Vollkornbrötchen
125 g Buttermilchquark
2 mittelgroße Tomaten
½ Bund Basilikum
1 TL Pinienkerne

ZUBEREITUNGSZEIT: etwa 5 Minuten

1 Die Brötchen mit Quark bestreichen.
2 Die Tomaten waschen, in Scheiben schneiden und die Scheiben auf den Broten verteilen.
3 Basilikumblättchen in feine Streifen schneiden und mit den Pinienkernen auf den Broten verteilen.

PRO PORTION: 211 Kilokalorien, 13 g Eiweiß, 3 g Fett, 30 g Kohlenhydrate, 5 g Ballaststoffe

Kichererbsencreme

1 kleine Dose Kichererbsen (250 g Abtropfgewicht)
2 Knoblauchzehen
1 TL Salz
¼ TL Cayennepfeffer
1 EL Erdnüsse
100 ml kalte Gemüsebrühe
3 EL Zitronensaft

ZUBEREITUNGSZEIT: etwa 10 Minuten
Für 1 Glas à 450 Gramm

1 Kichererbsen abtropfen lassen. Knoblauchzehen abziehen.
2 Erbsen zusammen mit den Knoblauchzehen, Salz, Cayennepfeffer, Erdnüssen und Gemüsebrühe pürieren. Mit Zitronensaft abschmecken.

PRO PORTION (AUF 1 BROT): 140 Kilokalorien, 5 g Eiweiß, 1 g Fett, 26 g Kohlenhydrate, 6 g Ballaststoffe, reich an Fe

tipp

Die Kichererbsencreme hält sich verschlossen im Kühlschrank etwa eine Woche.

Aprikosenaufstrich

ZUBEREITUNGSZEIT: etwa 15 Minuten
Für 1 Glas à 450 Gramm

150 g getrocknete Aprikosen
250 g Magerquark
½ Tasse fettarme Milch
Saft und Schale von 1 unbehandelten Zitrone

1 Aprikosen würfeln, mit Quark und Milch pürieren.
2 Mit Zitronensaft und -schale abschmecken. Der Aprikosenaufstrich hält sich gut verschlossen im Kühlschrank etwa eine Woche.

PRO PORTION (AUF 1 BROT): 156 Kilokalorien, 7 g Eiweiß, 1 g Fett, 29 g Kohlenhydrate, 6 g Ballaststoffe, reich an ß-Karotin

tipp

Der Aufstrich kann auch mit frischen Aprikosen zubereitet werden, er ist dann allerdings im Kühlschrank nicht lange haltbar.

Beerenkonfitüre

ZUBEREITUNGSZEIT: etwa 30 Minuten
Für 3 Gläser à 450 Gramm

1 kg gemischte Beeren
350 g Fruchtzucker
1 Beutel Gelierpulver 3 : 1

1 Beeren verlesen und putzen. Dann in einen Kochtopf geben. Mit Fruchtzucker verrühren, das Gelierpulver unter Rühren einstreuen. Alles unter ständigem Rühren zum Kochen bringen und 3 Minuten sprudelnd kochen lassen.
2 Die Konfitüre kochend heiß in die vorbereiteten Gläser füllen und diese sofort verschließen.
3 Für 5 Minuten auf den Deckel stellen, dann richtig herum drehen und abkühlen lassen.

PRO PORTION (AUF 1 BROT): 153 Kilokalorien, 4 g Eiweiß, 1 g Fett, 32 g Kohlenhydrate, 6 g Ballaststoffe

Gemüse-Quark-Aufstrich

1 Möhre
2 Stangen Bleichsellerie
½ Bund Radieschen
1 Bund glatte Petersilie
250 g Magerquark
Jodsalz
Pfeffer
Paprikapulver, edelsüß

ZUBEREITUNGSZEIT: etwa 25 Minuten (Foto rechts)
Für 1 Glas à 450 Gramm

1 Das Gemüse putzen, waschen und sehr fein würfeln. Petersilie waschen, trockenschütteln und klein hacken.

2 Gemüsewürfel mit Quark und gehackter Petersilie verrühren und mit Salz, Pfeffer und Paprika herzhaft würzen. Der Quark bleibt im Kühlschrank etwa drei Tage frisch.

PRO PORTION (AUF 1 BROT): 128 Kilokalorien, 6 g Eiweiß, 1 g Fett, 24 g Kohlenhydrate, 6 g Ballaststoffe

tipp

Sie können den Quark statt mit Petersilie auch mit einer entsprechenden Menge Schnittlauch verfeinern.

Tomaten-Bulgur-Mix

1 Zwiebel
1 EL Pflanzenöl
75 g Bulgur
350 g Tomaten
4 EL Tomatenmark
1 EL Thymianblättchen
¼ l Gemüsebrühe
Cayennepfeffer
1 - 2 EL Zitronensaft

ZUBEREITUNGSZEIT: etwa 20 Minuten + Zeit zum Abkühlen
Für 1 Glas à 450 Gramm

1 Zwiebel abziehen und fein würfeln. Das Öl erhitzen und die Zwiebelwürfel darin glasig dünsten.

2 Bulgur, gewürfelte Tomaten, Tomatenmark, Thymian und Brühe zugeben und alles etwa 10 Minuten offen köcheln lassen, dabei häufig umrühren.

3 Die Mischung abkühlen lassen und anschließend mit Cayennepfeffer und Zitronensaft abschmecken. Der Tomaten-Bulgur-Mix hält sich im Kühlschrank etwa eine Woche.

PRO PORTION (AUF 1 BROT): 145 Kilokalorien, 5 g Eiweiß, 1 g Fett, 28 g Kohlenhydrate, 6 g Ballaststoffe, reich an SPS

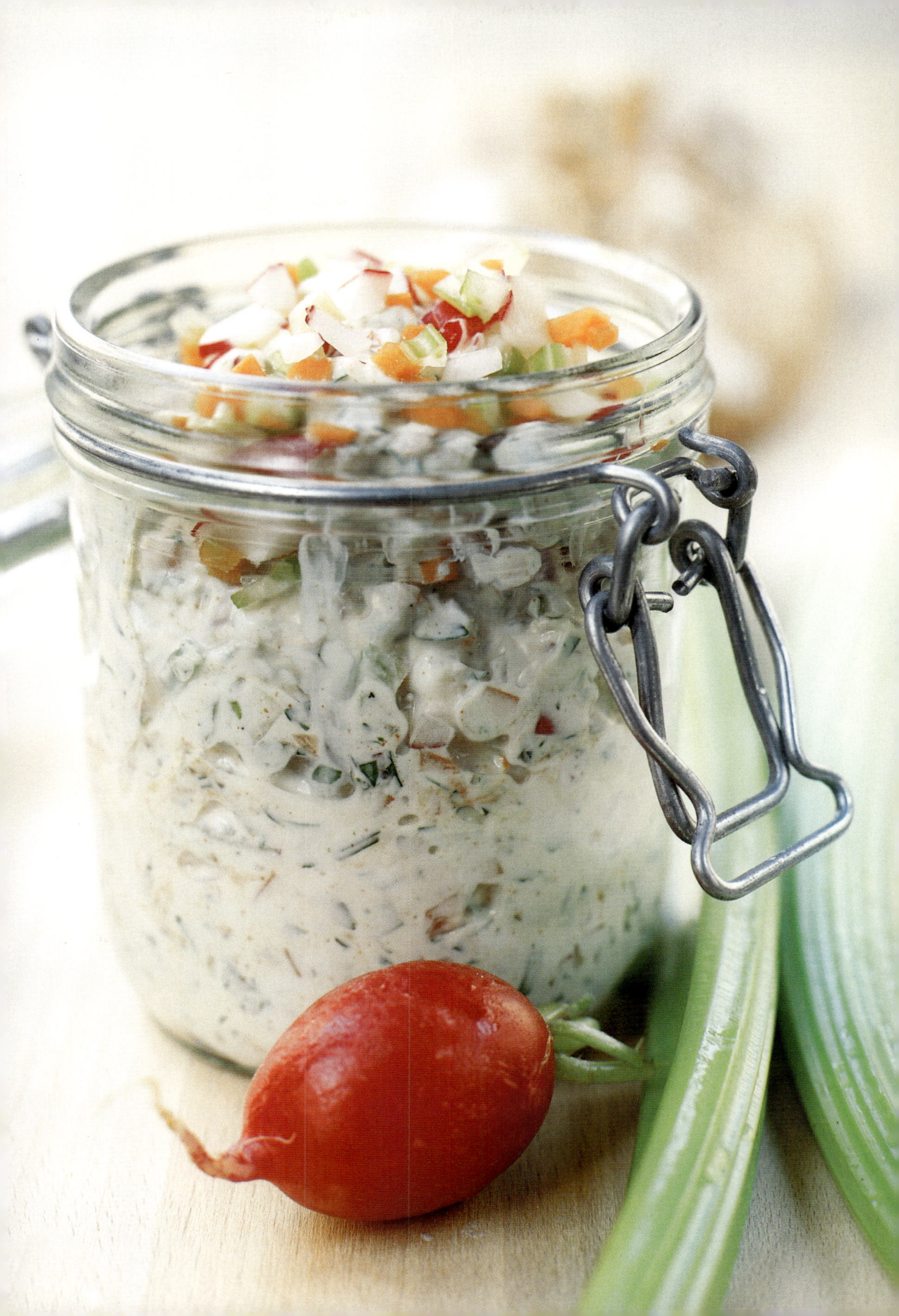

Von leicht bis scharf: Fatburner-Mahlzeiten für mittags

Zucchini mit Thunfisch-Couscous-Füllung

100 g Weizengrieß
2 Zucchini (à 250 g)
1 Dose Thunfisch, natur (150 g Abtropfgewicht)
2 EL Magerquark
1 Ei (Klasse M)
Jodsalz
weißer Pfeffer
1 Packung Tomatenstücke (370 g)
⅛ l Gemüsebrühe
1 Zweig Rosmarin
2 EL geriebener Parmesan

ZUBEREITUNGSZEIT: etwa 60 Minuten

1. Weizengrieß (Couscous) in eine Schüssel geben und nach Packungsanweisung zubereiten.
2. Die Zucchini waschen und die Stiele entfernen. Zucchini der Länge nach halbieren, mit einem scharfen Löffel aushöhlen und das Fruchtfleisch grob würfeln.
3. Thunfisch abtropfen lassen und mit Couscous, Quark, Ei und Zucchinifleisch vermengen.
4. Die Masse mit Salz und Pfeffer kräftig abschmecken und in die Zucchinihälften füllen.
5. Tomatenstücke, Gemüsebrühe und Rosmarin in eine ofenfeste Form geben und die Zucchini hineinsetzen. Im vorgeheizten Backofen bei 200 °C (Umluft: 180 °C/Gas: Stufe 3) zugedeckt etwa 20 Minuten garen.
6. Den Käse über die Zucchini streuen und das Gericht ohne Deckel weitere 20 Minuten garen.

PRO PORTION: 500 Kilokalorien, 36 g Eiweiß, 20 g Fett, 43 g Kohlenhydrate, 9 g Ballaststoffe, reich an Vit. D, Folsäure, Jod, Zink, Omega-3-Fettsäuren

Gemüselasagne

ZUBEREITUNGSZEIT: etwa 70 Minuten

1 Bund Lauchzwiebeln
3 Stangen Bleichsellerie
250 g Brokkoli
1 kleine Dose Anchovis
1 - 2 Knoblauchzehen
1 Packung Tomatenpüree (500 g)
1 EL frische Oreganoblättchen
Jodsalz
Cayennepfeffer
8 Lasagneplatten (ohne Vorkochen)
60 g geriebener Mozzarella

1 Gemüse putzen, waschen und klein schneiden. Anchovis fein würfeln. Knoblauch abziehen und durchpressen. Das Tomatenpüree mit Anchovis, Knoblauch, Kräutern und Gewürzen pikant abschmecken.

2 In eine Gratinform zuerst etwas Tomatensauce gießen. Darüber abwechselnd je zwei Nudelplatten, Gemüse und Tomatensauce schichten. Die beiden letzten Schichten sind Nudeln und Sauce.

3 Mit Mozzarella bestreuen. Im vorgeheizten Backofen bei 200 °C (Umluft: 180 °C/Gas: Stufe 3) 45 Minuten backen.

PRO PORTION: 400 Kilokalorien, 23 g Eiweiß, 9 g Fett, 55 g Kohlenhydrate, 11 g Ballaststoffe, reich an Vit. C, Folsäure, Fe, Zink, Ca, Mg, SPS

Kichererbsenpolenta mit Schmorgurkenragout

ZUBEREITUNGSZEIT: etwa 35 Minuten + Zeit zum Abkühlen

150 g Kichererbsenmehl
½ l Gemüsebrühe
2 EL Pflanzenöl
500 g Schmorgurken
1 Zwiebel
1 Knoblauchzehe
150 g fettarmer Naturjoghurt
2 TL Vollkornmehl
Jodsalz
Pfeffer
2 EL gehackter Estragon

1 Das Kichererbsenmehl in die heiße Gemüsebrühe geben und unter Rühren etwa 5 Minuten ausquellen lassen. Die Masse daumendick auf eine gefettete Platte streichen. Den ausgekühlten Teig in Rauten schneiden und auf beiden Seiten in Öl goldgelb braten.

2 Gurken schälen, der Länge nach halbieren, die Kerne mit einem Teelöffel herauskratzen und das Fruchtfleisch in Scheiben schneiden. Zwiebel und Knoblauchzehe abziehen, würfeln und glasig dünsten. Die Gurken zugeben und zugedeckt 5 Minuten schmoren.

3 Joghurt mit Mehl verrühren und unterrühren. Einmal aufkochen lassen und mit Salz und Pfeffer abschmecken. Mit Estragon bestreut servieren.

PRO PORTION: 424 Kilokalorien, 19 g Eiweiß, 17 g Fett, 48 g Kohlenhydrate, 11 g Ballaststoffe, reich an Fe, Ca, Mg, Zink, Vit. E, ß-Karotin

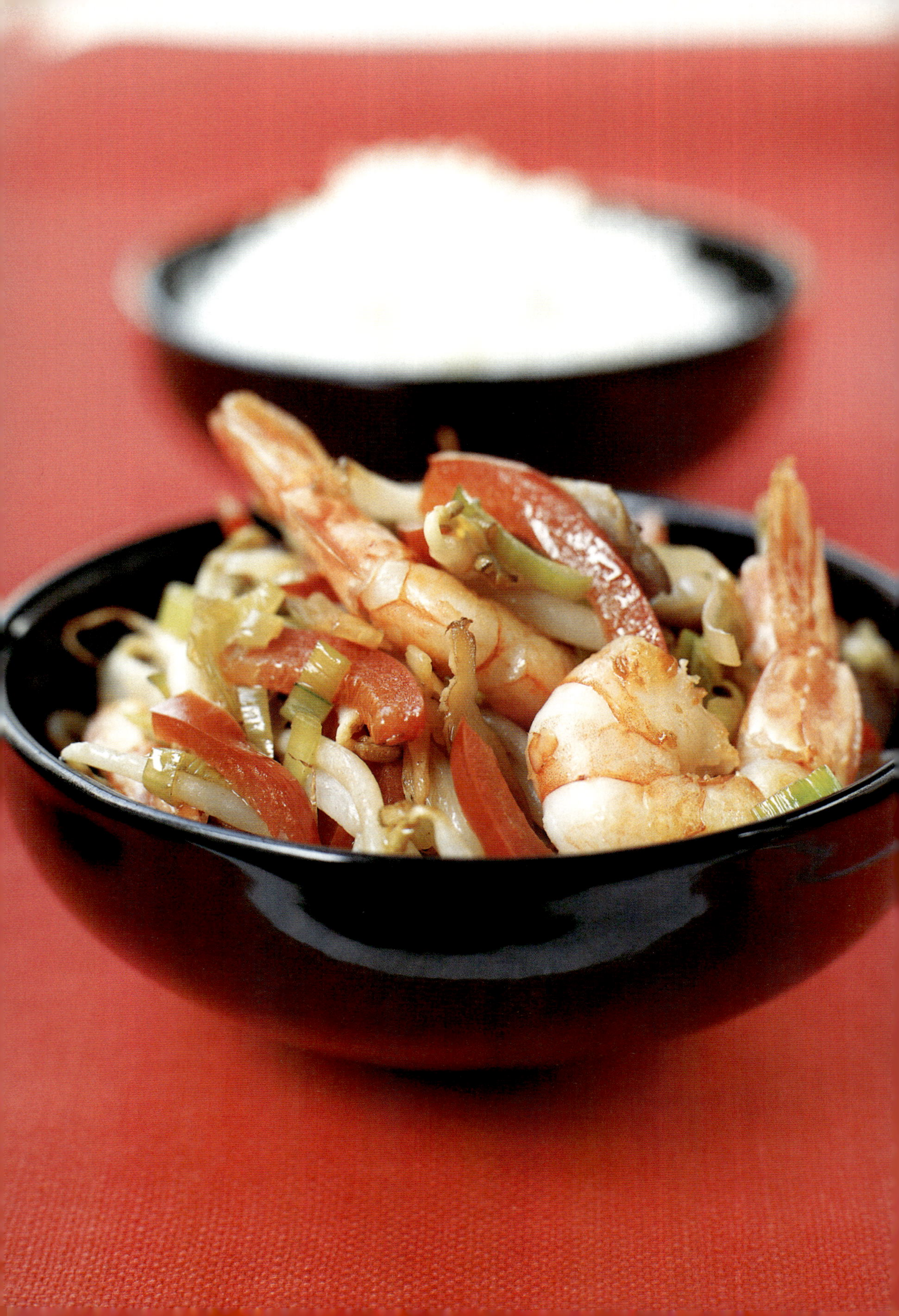

Chinapfanne mit Garnelen

ZUBEREITUNGSZEIT: etwa 45 Minuten (Foto links)

125 g Basmatireis
Jodsalz
150 g Garnelen
1 Stange Porree
1 rote Paprikaschote
250 g Austernpilze
100 g Mungbohnensprossen
1 EL Pflanzenöl
3 EL Sojasauce
½ Tasse Orangensaft
Pfeffer

1 Den Reis waschen und nach Packungsanweisung in kochendem Salzwasser garen.
2 Die Garnelen abspülen und trockentupfen. Den Porree und die Paprikaschote putzen, waschen und in sehr feine Streifen schneiden.
3 Die Austernpilze säubern und in Streifen schneiden. Sprossen waschen, verlesen und abtropfen lassen.
4 Öl in einer großen Pfanne erhitzen und die Garnelen 2 Minuten darin braten, mit einem Schaumlöffel herausnehmen und beiseite stellen.
5 Im gleichen Fett das Gemüse und die Pilze unter ständigem Rühren etwa 5 Minuten braten. Dann die Garnelen, Sojasauce und Orangensaft zugeben, mit Salz und Pfeffer abschmecken und einmal aufkochen lassen.
6 Die Gemüse-Garnelen-Mischung zusammen mit dem Basmatireis servieren.

PRO PORTION: 428 Kilokalorien, 28 g Eiweiß, 9 g Fett, 58 g Kohlenhydrate, 11 g Ballaststoffe, reich an Vit. D, C, E, B_1, B_6, Fe, Mg, Jod, Zink, SPS

tipp

Diese Chinapfanne gelingt ausgezeichnet im Wok. An den hohen, schrägen Pfannenwänden verteilt sich die Hitze besonders gut.

Kabeljaufilet auf Ingwergemüse

2 Kabeljaufilets à 150 g
2 EL Zitronensaft
Jodsalz
weißer Pfeffer
½ Salatgurke
2 Paprikaschoten (rot und grün)
1 Fenchelknolle
1 Stück Ingwer (etwa 30 g)
1 EL Olivenöl
½ Tasse Gemüsebrühe
2 - 3 EL Sojasauce
150 g Bulgur

ZUBEREITUNGSZEIT: etwa 40 Minuten

1 Kabeljau waschen und mit Küchenkrepp trockentupfen. Mit Zitronensaft, Salz und Pfeffer würzen.

2 Das Gemüse putzen, Gurke entkernen, alles in Streifen schneiden. Den Ingwer schälen und fein hacken. Die Gemüsestreifen in heißem Öl kurz andünsten, Gemüsebrühe und Ingwer zugeben und den Fisch darauf legen. Zugedeckt etwa 10 Minuten dünsten, mit Sojasauce und Pfeffer abschmecken.

3 Gleichzeitig den Bulgur in Salzwasser 15 Minuten garen, abgießen und mit dem Fisch und dem Gemüse anrichten.

PRO PORTION: 504 Kilokalorien, 39 g Eiweiß, 8 g Fett, 65 g Kohlenhydrate, 19 g Ballaststoffe, reich an Fe, Zink, Mg, Vit. C, D, E, ß-Karotin, Jod, Omega-3-Fettsäuren

Zucchinipuffer mit Radicchio-Bohnen-Salat

300 g Zucchini
1 Ei (Klasse M)
3 EL Haferflocken
Jodsalz, Pfeffer, Muskatnuss
1 EL Pflanzenöl
100 g Magerquark
75 g fettarmer Naturjoghurt
2 EL gehacktes Basilikum
150 g Bohnenkerne (Flageolets) aus der Dose
1 kleiner Kopf Radicchio
5 EL Apfelsaft
1 TL Honig
1 EL Olivenöl

ZUBEREITUNGSZEIT: etwa 60 Minuten

1 Zucchini putzen, waschen und grob raspeln. Ei und Haferflocken unterrühren und mit Salz, Pfeffer und Muskatnuss würzen. Im heißen Öl in einer beschichteten Pfanne 8 bis 10 Puffer braten und warm halten.

2 Quark und Joghurt vermischen. Mit Basilikum, Salz und Pfeffer würzen.

3 Bohnenkerne abspülen und abtropfen lassen. Radicchio putzen, waschen und in Streifen schneiden. Apfelsaft mit Salz, Pfeffer, Honig und Olivenöl verrühren. Radicchio und Bohnen unterheben. Salat und Puffer mit dem Quark anrichten.

PRO PORTION: 316 Kilokalorien, 18 g Eiweiß, 16 g Fett, 24 g Kohlenhydrate, 6 g Ballaststoffe, reich an Vit. B_1, B_2, B_6, Folsäure, Fe, Ca, SPS

Kalbsschnitzel mit Paprikacreme

ZUBEREITUNGSZEIT: etwa 40 Minuten

2 Zwiebeln
2 rote Paprikaschoten
⅛ l Gemüsebrühe
Jodsalz
Pfeffer
Zucker
125 g kurze Vollkornnudeln (z. B. Penne)
2 kleine Kalbsschnitzel (à 80 g)
1 EL Vollkornmehl
1 EL geriebener Parmesankäse
1 EL Pflanzenöl
½ Bund Basilikum

1 Zwiebeln abziehen und würfeln. Paprikaschoten putzen, die Haut mit dem Sparschäler abschälen, ebenfalls würfeln.

2 Zwiebel- und Paprikawürfel in der Gemüsebrühe zugedeckt 15 Minuten garen. Mit dem Pürierstab fein pürieren und mit Salz, Pfeffer und Zucker feinwürzig abschmecken.

3 In der Zwischenzeit die Nudeln nach Packungsanweisung in reichlich Salzwasser kochen.

4 Die Kalbsschnitzel abspülen und mit Küchenkrepp trockentupfen. Mehl und Parmesan mischen und das Fleisch darin wenden. Im heißen Öl von jeder Seite 2 Minuten braten.

5 Schnitzel, Nudeln und Sauce auf zwei Tellern anrichten, mit gehacktem Basilikum bestreuen.

PRO PORTION: 423 Kilokalorien, 30 g Eiweiß, 10 g Fett, 50 g Kohlenhydrate, 15 g Ballaststoffe, reich an Vit. B_1, B_6, C, E, Fe, Mg, Zink

tipp

Um größere Mengen Paprika zu häuten, grillen Sie die halbierten Schoten, bis die Haut schwarze Blasen wirft. Danach für einige Minuten ein nasses Küchentuch darauf legen, und die Haut lässt sich besonders leicht abziehen.

Blumenkohlcurry mit Putenfleisch

ZUBEREITUNGSZEIT: etwa 45 Minuten (Foto rechts)

150 g Putenschnitzel
1 kleiner Blumenkohl
3 Tomaten
1 Zwiebel
1 Knoblauchzehe
1 Stück Ingwer (30 g)
1 EL Pflanzenöl
Jodsalz
Pfeffer
1 TL Curry (nach Geschmack scharf oder mild)
⅛ l Gemüsebrühe
150 g fettarmer Naturjoghurt
3 EL Haferflocken
½ Bund gehackter Koriander

1 Das Putenfleisch in dünne Streifen schneiden. Den Blumenkohl putzen, waschen und in Röschen teilen.

2 Die Tomaten überbrühen, häuten und würfeln. Die Zwiebel und Knoblauchzehe abziehen und fein würfeln. Den Ingwer schälen und fein hacken.

3 Das Öl erhitzen und das Fleisch darin scharf anbraten, mit Salz und Pfeffer würzen; mit einem Schaumlöffel herausheben.

4 Zwiebel, Knoblauch, Ingwer und Curry im selben Topf wie das Fleisch kurz rösten, bis die Gewürze duften. Blumenkohl, Tomatenwürfel und Gemüsebrühe zugeben und das Curry zugedeckt etwa 15 Minuten garen.

5 Joghurt mit Haferflocken verrühren und zusammen mit dem Fleisch unter den Blumenkohl heben. Einmal aufkochen lassen, abschmecken und vor dem Servieren mit Koriandergrün bestreuen.

PRO PORTION: 297 Kilokalorien, 30 g Eiweiß, 9 g Fett, 23 g Kohlenhydrate, 9 g Ballaststoffe, reich an Fe, Zink, Vit. B_1, B_2, B_6, C

tipp

Anstelle von Putenschnitzel können Sie bei diesem Rezept auch Hühnchenbrustfilet verwenden.

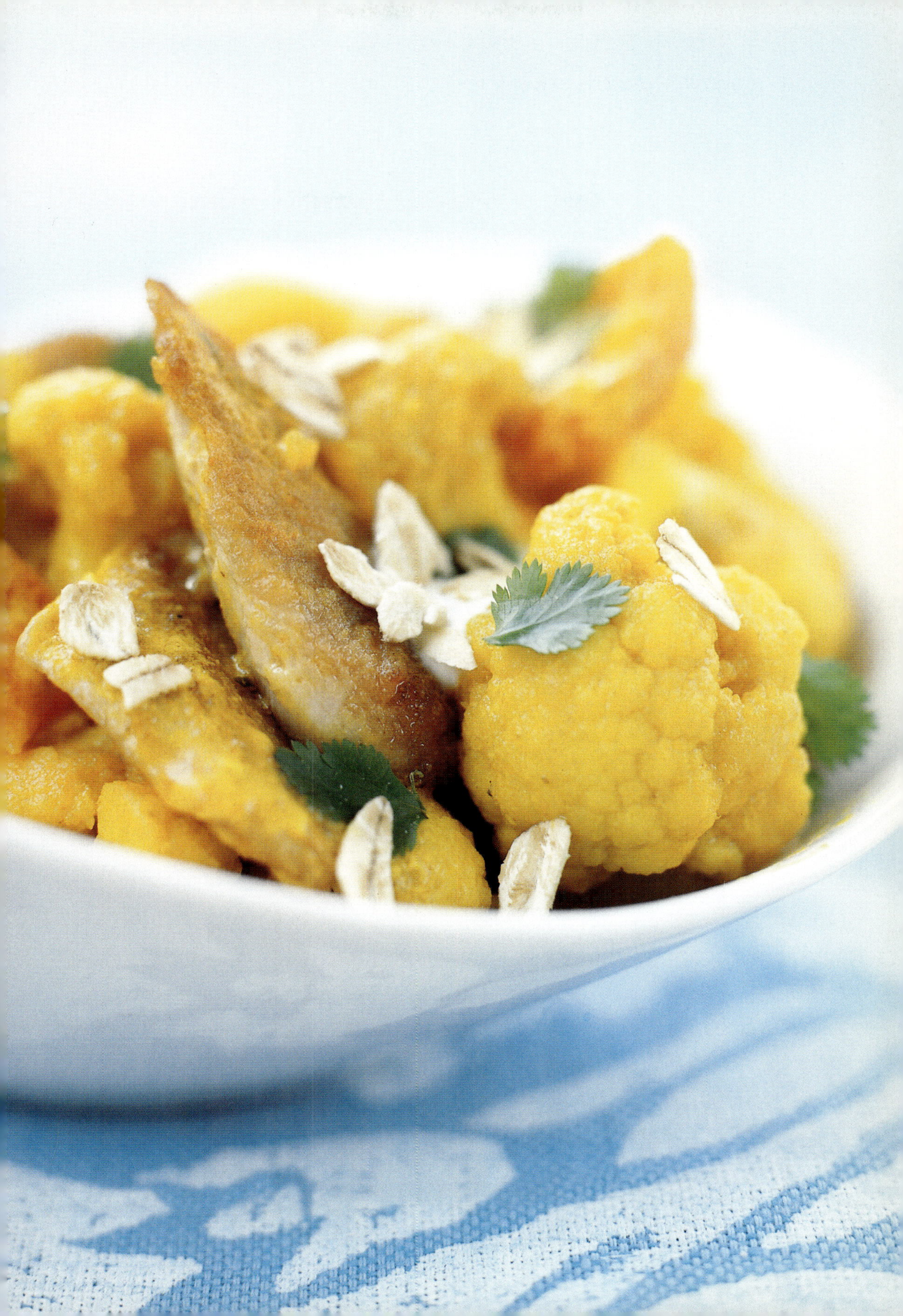

Kräuterfisch aus der Folie

ZUBEREITUNGSZEIT: etwa 50 Minuten

Je 1 Bund Dill, glatte Petersilie und Kerbel
1 Zitrone mit unbehandelter Schale
2 Lengfischfilets (oder Seelachsfilets) à 150 g
3 TL Pflanzenöl
Jodsalz
Pfeffer
400 g neue Kartoffeln
½ Salatgurke
1 Apfel
4 EL Apfelsaft
1 TL geriebener Meerrettich (frisch oder aus dem Glas)
1 TL rosa Pfefferkörner

1 Die Kräuter waschen, trockenschütteln und grob hacken. Die Zitrone waschen und in dünne Scheiben schneiden
2 Fischfilets waschen und trockentupfen. Zwei große Stücke Alufolie mit etwas Öl bepinseln und je ein Filet darauf legen. Mit Salz und Pfeffer würzen und mit den gehackten Kräutern belegen. Zitronenscheiben auflegen.
3 Die Alufolie gut verschließen und die Fischfilets im vorgeheizten Backofen bei 220 °C (Umluft: 200 °C/Gas: Stufe 4) etwa 15 Minuten garen.
4 Die Kartoffeln in Salzwasser kochen.
5 In der Zwischenzeit Gurke und Apfel schälen. Die Gurke in feine Scheiben hobeln, den Apfel in dünne Spalten schneiden.
6 Aus Apfelsaft, dem restlichen Öl, Meerrettich, Salz und Pfeffer ein Dressing rühren, Apfel und Gurke unterheben und mit rosa Pfeffer bestreuen. Kartoffeln und Salat zum Fisch servieren.

PRO PORTION: 395 Kilokalorien, 34 g Eiweiß, 9 g Fett, 42 g Kohlenhydrate, 7 g Ballaststoffe, reich an Vit. B_6, E, D, Folsäure, Jod, Omega-3-Fettsäuren

tipp

Die meisten Kartoffelprodukte haben einen ungünstigen GLYX. Ausnahme: neue Kartoffeln! Sie haben einen Wert von 57.

Szegediner Fischauflauf

ZUBEREITUNGSZEIT: etwa 40 Minuten

1 rote Paprikaschote
1 kleine Dose Sauerkraut
200 g Seelachsfilet
1 EL Zitronensaft
Jodsalz
weißer Pfeffer
200 g fettarmer Naturjoghurt
1 EL Tomatenmark
2 EL Haferflocken
2 TL Paprikapulver, edelsüß
400 g neue Kartoffeln
½ Bund Petersilie

1. Paprikaschote waschen und von Stiel, Kernen und weißen Innenstegen befreien. Fruchtfleisch in mundgerechte Stücke schneiden.
2. Das Sauerkraut abtropfen lassen. Seelachs waschen, trockentupfen und mit Zitronensaft, Salz und Pfeffer würzen.
3. Paprika, Sauerkraut und Seelachs in eine ofenfeste Form geben. Joghurt, Tomatenmark, Haferflocken und Paprikapulver verrühren, mit Salz und Pfeffer sehr pikant abschmecken und auf dem Auflauf verteilen.
4. Im vorgeheizten Backofen bei 200 °C (Umluft: 180 °C/Gas: Stufe 3) etwa 25 Minuten garen.
5. Kartoffeln schälen, waschen und in Salzwasser garen; abgießen.
6. Petersilie waschen, trockenschütteln, hacken und über die Kartoffeln streuen. Zum Auflauf reichen.

PRO PORTION: 334 Kilokalorien, 30 g Eiweiß, 4 g Fett, 40 g Kohlenhydrate, 12 g Ballaststoffe, reich an Vit. C, Folsäure, Mg, Ca, Jod, Zink, Omega-3-Fettsäuren, SPS

tipp

Besonders mildes und bekömmliches Sauerkraut erhalten Sie in den Wintermonaten in Naturkostläden und Reformhäusern direkt vom Fass.

Abendessen, die Laune machen

Buchweizenklößchen mit buntem Gemüse

3 Zwiebeln
100 g Buchweizengrütze
375 ml Gemüsebrühe
1 Ei (Klasse M)
Jodsalz
Pfeffer
250 g Tomaten
2 Fenchelknollen (400 g)
1 Knoblauchzehe
1 EL Pflanzenöl
1 EL Tomatenmark
1 Bund Schnittlauch

ZUBEREITUNGSZEIT: etwa 45 Minuten + Zeit zum Abkühlen (Foto rechts)

1 Eine Zwiebel abziehen und würfeln. Mit der Buchweizengrütze in ¼ Liter Brühe 15 Minuten bei kleiner Hitze garen, die restliche Flüssigkeit abgießen, abkühlen lassen.

2 Das Ei in die abgekühlte Masse rühren, mit Salz und Pfeffer abschmecken und kleine Klößchen formen.

3 Die restlichen Zwiebeln abziehen und in Spalten schneiden. Tomaten und Fenchel putzen, waschen und ebenfalls in Spalten schneiden. Knoblauch abziehen und fein würfeln.

4 Öl in einer beschichteten Pfanne erhitzen, die Klößchen etwa 5 Minuten braten; mit dem Schaumlöffel herausnehmen.

5 Das Gemüse andünsten, die restliche Gemüsebrühe und das Tomatenmark zugeben und 5 bis 10 Minuten garen. Die Klößchen darauf geben und mit Schnittlauchröllchen bestreuen.

PRO PORTION: 355 Kilokalorien, 15 g Eiweiß, 10 g Fett, 49 g Kohlenhydrate, 12 g Ballaststoffe, reich an Vit. C, E, Folsäure, ß-Karotin, Mg

tipp

Sie können die Klößchen anstatt mit Buchweizengrütze auch mit Bulgur zubereiten!

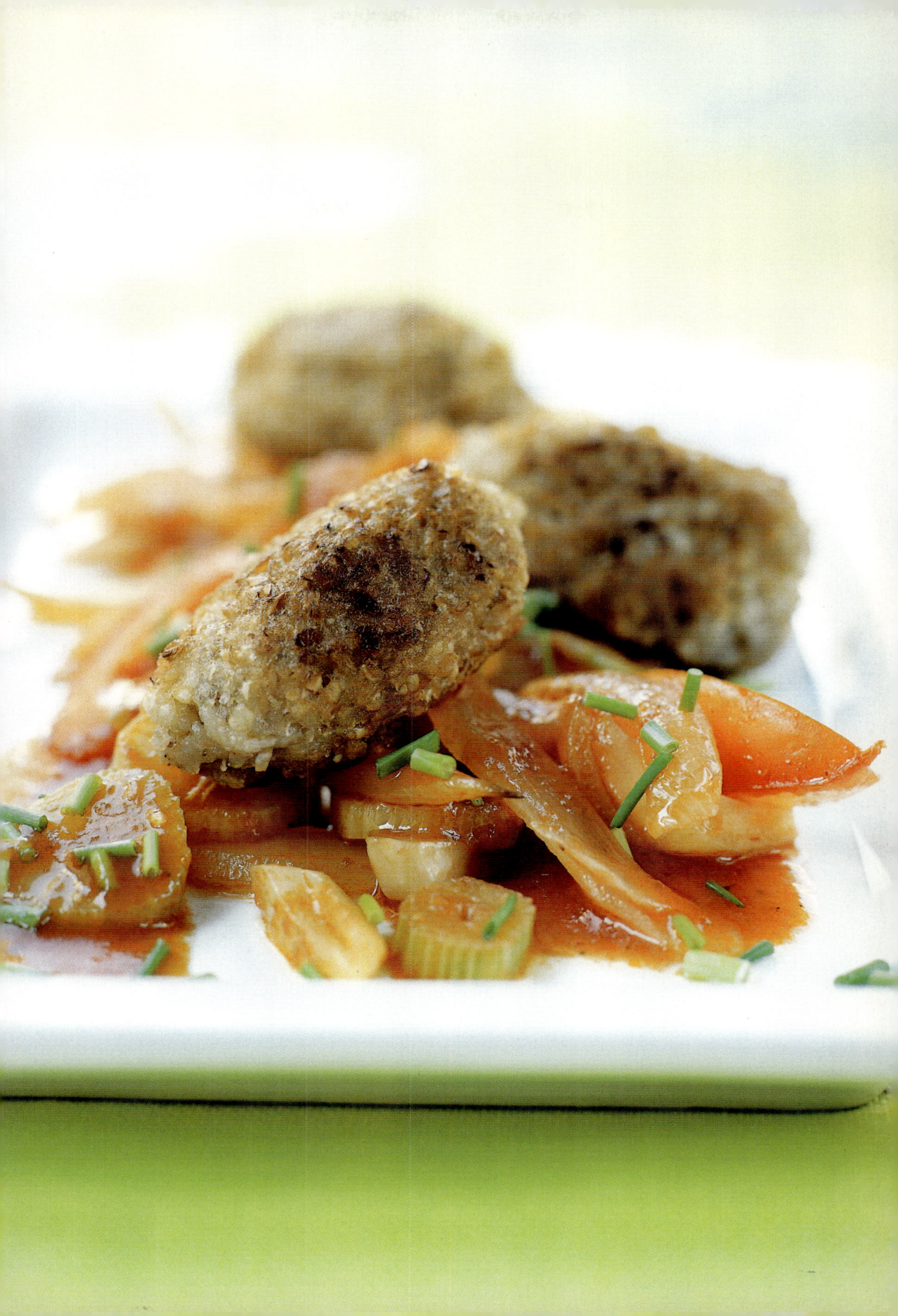

Roastbeefsalat mit Joghurtremoulade

½ Eisbergsalat
½ Salatgurke
100 g Champignons
100 g Roastbeef-Aufschnitt
1 Gewürzgurke
2 TL Kapern
1 Hand voll Kräuter
200 g fettarmer Naturjoghurt
Jodsalz
Pfeffer
2 Roggenbrötchen

ZUBEREITUNGSZEIT: etwa 20 Minuten

1 Salat putzen, waschen und in mundgerechte Stücke schneiden. Gurke und Champignons putzen und in Scheiben, das Roastbeef in Streifen schneiden. Die Salatzutaten locker mischen.

2 Gewürzgurke, Kapern und Kräuter hacken; mit Joghurt, Salz und Pfeffer verrühren. Die Remoulade unter den Salat heben; mit den Brötchen servieren.

PRO PORTION: 322 Kilokalorien, 26 g Eiweiß, 6 g Fett, 40 g Kohlenhydrate, 8 g Ballaststoffe, reich an Folsäure, Vit. B_{12}, Fe, Zink

Gefüllte Tomate und Gurke mit Bulgur

100 g Bulgur
Jodsalz
4 mittelgroße Tomaten (etwa 300 g)
½ Salatgurke
1 Bund glatte Petersilie
100 g gekochter Schinken
Pfeffer
einige Salatblätter
200 g fettarmer Naturjoghurt
1 Knoblauchzehe
1 Bund gehacktes Basilikum

ZUBEREITUNGSZEIT: etwa 35 Minuten + Zeit zum Abkühlen

1 Bulgur in 200 Milliliter Salzwasser 15 Minuten garen, abgießen und abkühlen lassen.

2 Von den Tomaten den Deckel abschneiden und die Früchte mit einem Teelöffel aushöhlen. Den Deckel und das Innere würfeln. Die Gurke längs halbieren und die Kerne herauskratzen, jede Hälfte in drei Teile schneiden.

3 Petersilie hacken, Schinken würfeln. Bulgur, Petersilie, Schinken und Tomatenwürfel mischen. Würzen und in die Tomaten und Gurkenstücke füllen. Alles auf den Salatblättern anrichten.

4 Joghurt, gepresste Knoblauchzehe, Basilikum, Salz und Pfeffer verrühren und dazu reichen.

PRO PORTION: 316 Kilokalorien, 20 g Eiweiß, 5 g Fett, 46 g Kohlenhydrate, 8 g Ballaststoffe, reich an K, Ca, Mg, Fe, Zink, Vit. B_1, B_6, Folsäure, SPS

Reissalat mit Shrimps

ZUBEREITUNGSZEIT: etwa 30 Minuten + Zeit zum Abkühlen

125 g Basmatireis
Jodsalz
250 g Champignons
1 EL Pflanzenöl
Pfeffer
100 g Shrimps
1 Karambole (Sternfrucht)
1 kleiner Römersalat
150 g Dickmilch
2 EL Zitronensaft
2 EL gehackter Sauerampfer

1 Reis nach Packungsanweisung in Salzwasser garen, abgießen und abkühlen lassen. Champignons putzen, halbieren und im Öl scharf anbraten. Salzen und pfeffern und so lange weiterbraten, bis die Flüssigkeit verdampft ist.

2 Shrimps abspülen und abtropfen lassen. Die Karambole in mundgerechte Stücke schneiden. Den Salat putzen, waschen und in Streifen schneiden. Alles mischen und auf zwei Tellern verteilen.

3 Dickmilch mit Zitronensaft, Salz, Pfeffer und Sauerampfer verrühren und auf dem Reissalat verteilen.

PRO PORTION: 369 Kilokalorien, 21 g Eiweiß, 8 g Fett, 57 g Kohlenhydrate, 5 g Ballaststoffe, reich an Vit. D und E, Zink, Jod

Pikanter Bohnensalat

ZUBEREITUNGSZEIT: etwa 30 Minuten

250 g grüne Bohnen
Jodsalz
3 Tomaten
1 Zwiebel
1 kleine Dose weiße Bohnen (250 g Abtropfgewicht)
100 ml Tomatensaft
½ kleine Chilischote
1 Knoblauchzehe
2 EL Pinienkerne
4 Scheiben Vollkornknäckebrot

1 Grüne Bohnen waschen, putzen und in mundgerechte Stücke schneiden. In kochendem Salzwasser etwa 15 Minuten bissfest garen. Tomaten achteln, Zwiebel abziehen und in Ringe schneiden. Weiße Bohnen abspülen und abtropfen lassen.

2 Tomatensaft, fein gewürfelte Chilischote, gepresste Knoblauchzehe und Salz verrühren und die Salatzutaten unterheben.

3 Pinienkerne ohne Fett in einer Pfanne rösten, über den Salat streuen. Das Knäckebrot dazu servieren.

PRO PORTION: 343 Kilokalorien, 20 g Eiweiß, 7 g Fett, 49 g Kohlenhydrate, 17 g Ballaststoffe, reich an K, Mg, Fe, Vit. B_1, B_6, Folsäure

Rucola-Linsen-Salat

50 g rote Linsen
¼ l Gemüsebrühe
125 g Rucola
1 rote Zwiebel
1 Birne
150 ml Kefir
1 TL Olivenöl
Jodsalz
Cayennepfeffer
2 Scheiben Pumpernickel

ZUBEREITUNGSZEIT: etwa 25 Minuten + Zeit zum Abkühlen (Foto rechts)

1 Die Linsen in der Gemüsebrühe etwa 10 Minuten garen, abgießen und abkühlen lassen.
2 Den Rucola putzen, waschen und in mundgerechte Stücke teilen. Zwiebel abziehen und in Ringe schneiden. Die Birne waschen, das Kerngehäuse entfernen und das Fruchtfleisch in Spalten schneiden.
3 Salatzutaten locker mischen. Kefir und Öl verrühren; mit Salz und Cayennepfeffer abschmecken. Dressing und Pumpernickel zum Salat reichen.

PRO PORTION: 312 Kilokalorien, 14 g Eiweiß, 5 g Fett, 50 g Kohlenhydrate, 11 g Ballaststoffe, reich an Folsäure, ß-Karotin, Mg, Ca, Fe, Zink

Frühlingsrohkost mit Pumpernickelcroûtons

1 Kohlrabi
2 Möhren
1 Apfel
1 kleine Zucchini
1 Bund Radieschen
½ Tasse Orangensaft
Jodsalz
Pfeffer
1 EL Pflanzenöl
2 Scheiben Pumpernickel
1 Hand voll Kerbelblättchen

ZUBEREITUNGSZEIT: etwa 25 Minuten

1 Das Gemüse und den Apfel waschen. Kohlrabi und Möhren schälen und grob raspeln. Den Apfel mit Schale und die Zucchini ebenfalls grob raspeln. Radieschen in Scheiben schneiden.
2 Den Orangensaft mit Salz, Pfeffer und Öl verrühren und die Rohkost darin marinieren.
3 Pumpernickel im Toaster knusprig rösten und würfeln. Croûtons und Kerbelblättchen erst am Tisch über die Rohkost streuen.

PRO PORTION: 257 Kilokalorien, 8 g Eiweiß, 6 g Fett, 40 g Kohlenhydrate, 12 g Ballaststoffe, reich an Vit. C, E, ß-Karotin, Folsäure, Fe

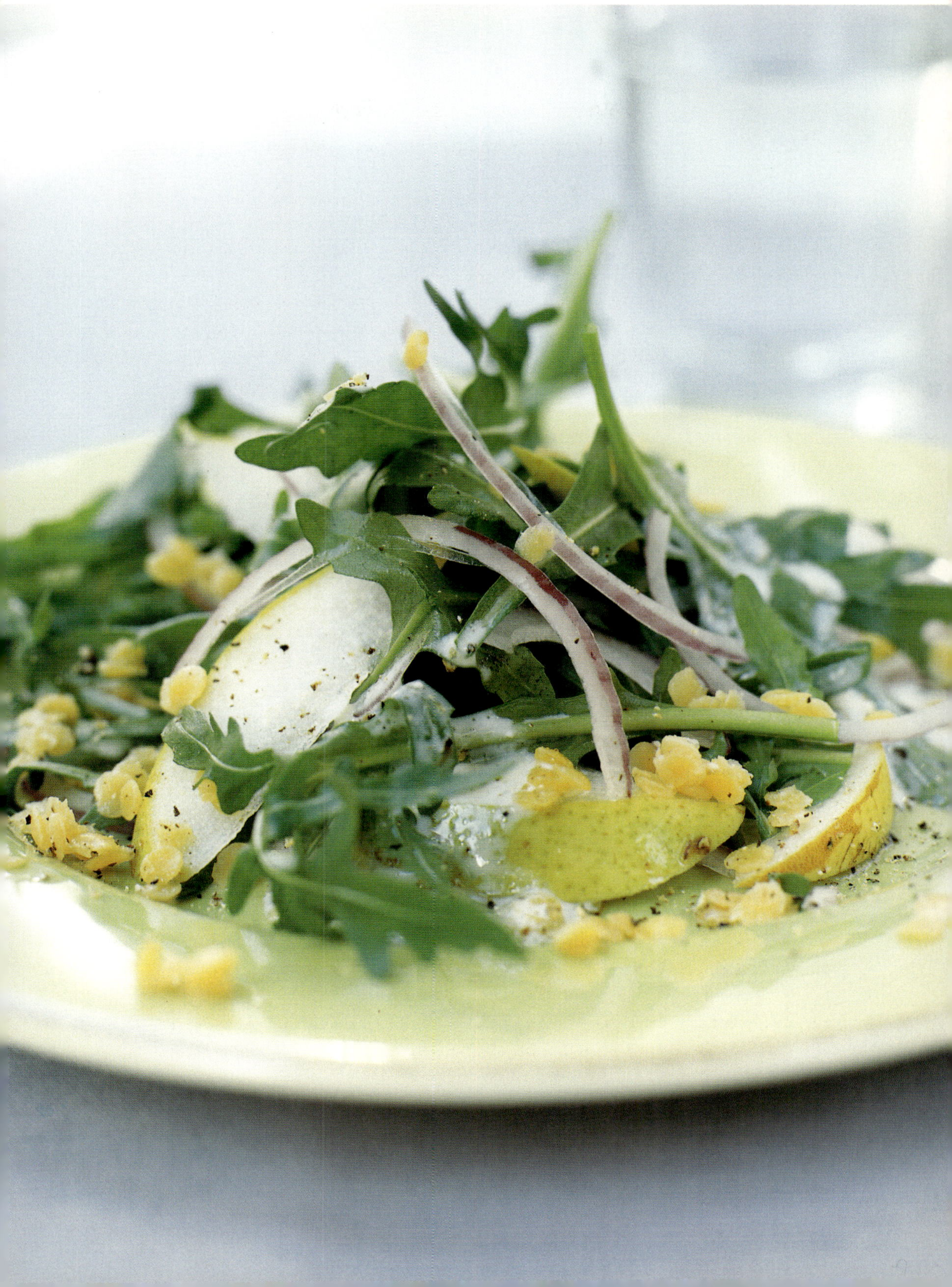

Grüne Minestrone mit Graupen

100 g Graupen
1 Zwiebel
1 Knoblauchzehe
1 EL Olivenöl
1 TL Rosmarinnadeln (frisch oder getrocknet)
½ l Gemüsebrühe
½ Staude Mangold (250 g)
3 Stangen Bleichsellerie
1 kleine Zucchini
2 EL geriebener Parmesankäse
½ Bund gehacktes Basilikum

ZUBEREITUNGSZEIT: etwa 35 Minuten

1 Graupen auf einem Sieb abspülen, bis das Wasser klar bleibt. Zwiebel und Knoblauchzehe abziehen, fein würfeln und im heißen Öl glasig dünsten. Graupen, Rosmarin und Gemüsebrühe zugeben und etwa 20 Minuten garen.

2 Mangold putzen und in Streifen schneiden, Bleichsellerie in Scheibchen schneiden, Zucchini würfeln.

3 Das Gemüse zu den Graupen geben und 5 Minuten weitergaren. Mit Parmesan und Basilikum bestreuen.

PRO PORTION: 328 Kilokalorien, 13 g Eiweiß, 10 g Fett, 44 g Kohlenhydrate, 8 g Ballaststoffe, reich an Ca, Mg, Fe, SPS

Kichererbsen-Gemüse-Suppe

1 kleine Dose Kichererbsen (250 g Abtropfgewicht)
1 Zwiebel
1 Knoblauchzehe
1 rote oder gelbe Paprikaschote
1 Bund Frühlingszwiebeln
100 g Kasseler-Aufschnitt
1 EL Pflanzenöl
½ l Gemüsebrühe
Jodsalz
Pfeffer
Tabasco
½ Bund glatte Petersilie

ZUBEREITUNGSZEIT: etwa 30 Minuten

1 Kichererbsen in einem Sieb abspülen und abtropfen lassen.

2 Zwiebel und Knoblauchzehe abziehen und würfeln. Paprikaschote und Frühlingszwiebeln waschen und putzen. Frühlingszwiebeln in Ringe, Paprika und Kasseler-Aufschnitt in Streifen schneiden.

3 Zwiebel- und Knoblauchwürfel im heißen Öl glasig dünsten. Brühe, Kichererbsen und Paprika zugeben und 5 Minuten garen. Frühlingszwiebeln in die Suppe geben und weitere 5 Minuten garen.

4 Kasselerstreifen zugeben, kurz erhitzen und mit Salz, Pfeffer und Tabasco herzhaft abschmecken. Mit Petersilienblättchen bestreuen.

PRO PORTION: 320 Kilokalorien, 21 g Eiweiß, 11 g Fett, 32 g Kohlenhydrate, 12 g Ballaststoffe, reich an Vit. B_1, B_6, C, E, ß-Karotin, Fe, SPS

Überbackene Haferpfannkuchen mit Porreefüllung

ZUBEREITUNGSZEIT: etwa 30 Minuten + 20 Minuten zum Quellen

¼ l fettarme Milch
100 g Haferflocken
2 Eier
Jodsalz
1 kleiner Apfel
500 g Porree
5 EL Apfelsaft
Pfeffer
2 TL Pflanzenöl
40 g geriebener Mozzarella

1 Milch, Haferflocken, Eier und 1 Prise Salz verquirlen. 20 Minuten quellen lassen.
2 Den Apfel waschen, vom Kerngehäuse befreien und fein würfeln.
3 Porree putzen, waschen und in Ringe schneiden. Im Apfelsaft dünsten, bis die Flüssigkeit verdampft ist. Mit Salz und Pfeffer würzen und die Apfelwürfel unterheben.
4 Aus dem Haferteig in einer beschichteten Pfanne vier Pfannkuchen ausbacken, dabei die Pfanne jedes Mal mit etwas Öl auspinseln.
5 Die Pfannkuchen mit der Apfel-Porree-Mischung füllen, aufrollen und in eine ofenfeste Form legen.
6 Mit Mozzarella bestreuen und im vorgeheizten Backofen bei 200 °C (Umluft: 180 °C/Gas: Stufe 3) 5 bis 8 Minuten überbacken.

PRO PORTION: 525 Kilokalorien, 26 g Eiweiß, 22 g Fett, 54 g Kohlenhydrate, 7 g Ballaststoffe, reich an Vit. B_1, B_2, B_6, E, Ca, Mg, Fe, Zink

tipp

Anstatt Mozzarella können Sie zum Überbacken der Pfannkuchen auch geriebenen Emmentaler Käse nehmen.

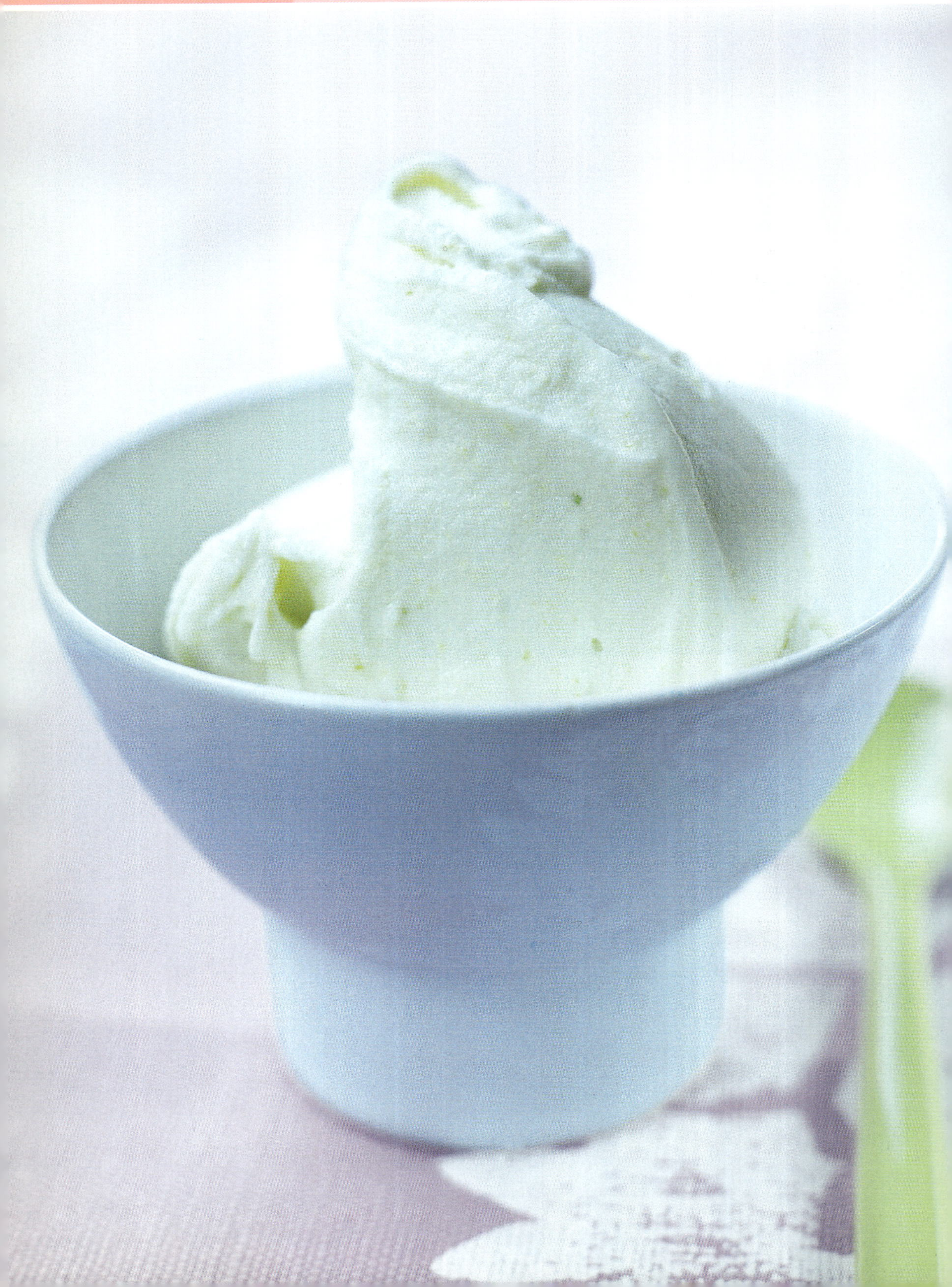

Fruchtige Dessertträume

Apfelsorbet

ZUBEREITUNGSZEIT: etwa 15 Minuten + Zeit zum Abkühlen und Gefrieren (Foto links)

2 kleine Äpfel
⅛ l Apfelsaft
1 EL Honig

1 Die Äpfel schälen, die Kerngehäuse herausschneiden und das Fruchtfleisch würfeln. Mit Saft und Honig in einen Topf geben und etwa 8 Minuten dünsten.
2 Die gedünsteten Äpfel abkühlen lassen und mit dem Schneidstab pürieren. 2 Stunden in die Tiefkühltruhe stellen, wieder pürieren und zurück in die Tiefkühltruhe stellen.
3 Vor dem Servieren das Sorbet noch einmal pürieren und mit zwei Esslöffeln Nocken abstechen.

PRO PORTION: 133 Kilokalorien, 1 g Eiweiß, 1 g Fett, 30 g Kohlenhydrate, 3 g Ballaststoffe, reich an K

Joghurtparfait mit Kirschen

ZUBEREITUNGSZEIT: etwa 20 Minuten + Zeit zum Abkühlen

2 Blatt weiße Gelatine
100 g Kirschen
200 g fettarmer Naturjoghurt
1 EL Agavendicksaft
1 EL Zitronensaft
2 TL Kakao
1 Zweig Zitronenmelisse

1 Die Gelatine in kaltem Wasser einweichen. Kirschen entsteinen, klein schneiden und mit Joghurt und Säften verrühren.
2 Die Gelatine aus dem Wasser nehmen. Bei milder Hitze auflösen und unter die Creme rühren. In Parfaitförmchen oder Tassen füllen und etwa 1 Stunde in die Tiefkühltruhe stellen.
3 Die Förmchen kurz in heißes Wasser tauchen und die Parfaits auf Teller stürzen. Mit Kakao bestauben und mit der Zitronenmelisse garnieren.

PRO PORTION: 104 Kilokalorien, 6 g Eiweiß, 2 g Fett, 14 g Kohlenhydrate, 2 g Ballaststoffe, reich an Ca, SPS

Rotweinbirnen mit Zimtjoghurt

2 feste Birnen
100 ml Rotwein
100 ml Apfelsaft
1 Nelke
1 EL Honig
100 g fettarmer Naturjoghurt
1 TL Fruchtzucker
½ TL Zimt
1 EL gehackte Haselnüsse

ZUBEREITUNGSZEIT: etwa 15 Minuten + Zeit zum Abkühlen

1 Die Birnen schälen, halbieren und das Kerngehäuse entfernen.
2 Rotwein, Apfelsaft, Nelke und Honig aufkochen und die Birnen darin etwa 5 Minuten dünsten. Im Sud abkühlen lassen.
3 Joghurt mit Fruchtzucker und Zimt verrühren, mit den Nüssen bestreuen und zu den Birnen servieren.

PRO PORTION: 169 Kilokalorien, 3 g Eiweiß, 4 g Fett, 27 g Kohlenhydrate, 4 g Ballaststoffe

Quarksoufflé mit Heidelbeeren

1 Ei, Eigelb und Eiweiß getrennt
1 EL Honig
½ Vanilleschote
75 g Magerquark
1 EL gemahlene Mandeln
200 g TK-Heidelbeeren
½ TL Honig

ZUBEREITUNGSZEIT: etwa 35 Minuten

1 Eigelb mit Honig und Vanillemark schaumig schlagen. Nacheinander der Quark, Mandeln und steif geschlagenes Eiweiß unterheben.
2 Die Masse in zwei gefettete Ragoutförmchen füllen und im Wasserbad im vorgeheizten Ofen bei 200 °C (Umluft: 180 °C/Gas: Stufe 3) etwa 25 Minuten backen.
3 Beeren waschen, verlesen und pürieren. Das Püree mit Honig süßen und auf zwei Tellern verteilen, die Soufflés daneben anrichten.

PRO PORTION: 183 Kilokalorien, 10 g Eiweiß, 7 g Fett, 19 g Kohlenhydrate, 6 g Ballaststoffe, reich an SPS

Vollkornobsttorte

ZUBEREITUNGSZEIT: etwa 60 Minuten + Zeit zum Ruhen und Abkühlen
Zutaten für 12 Stück

200 g Weizenvollkornmehl
Jodsalz
6 EL Fruchtzucker
100 g Butter
1 Ei
750 bis 1000 g gemischte Beeren
1 Päckchen Tortenguss

1. Mehl, 1 Prise Salz, 4 Esslöffel Fruchtzucker, Butter und Ei verkneten. Wenn nötig, noch 2 bis 3 Esslöffel kaltes Wasser zufügen, im Kühlschrank abgedeckt 30 Minuten ruhen lassen.
2. Den Teig ausrollen und den Boden einer Springform (Durchmesser 24 cm) damit auslegen. Mit einer Gabel mehrmals einstechen und im vorgeheizten Backofen bei 200 °C (Umluft: 180 °C/Gas: Stufe 3) 20 Minuten backen; abkühlen lassen.
3. Die Beeren waschen, verlesen und auf dem Tortenboden verteilen.
4. Das Tortengusspulver mit dem restlichen Fruchtzucker mischen und nach Packungsanweisung zubereiten. Mit einem Esslöffel über den Früchten verteilen und abkühlen lassen.

PRO PORTION: 190 Kilokalorien, 43 g Eiweiß, 8 g Fett, 23 g Kohlenhydrate, 3 g Ballaststoffe, reich an SPS

tipp

So schmeckt's auch: Je 300 Gramm Magerquark und fettarmen Naturjoghurt verrühren, mit Fruchtzucker oder Agavendicksaft süßen und sechs Blatt aufgelöste Gelatine unterrühren. Auf den Tortenboden streichen und kalt stellen. Guten Appetit!

Orangengelee

3 Blatt weiße Gelatine
4 Orangen
1 Zitrone
2 TL Agavendicksaft

ZUBEREITUNGSZEIT: etwa 20 Minuten + Zeit zum Abkühlen

1 Gelatine in kaltem Wasser einweichen.
2 Zwei der Orangen filieren und auf zwei Schälchen verteilen. Die restlichen Orangen und die Zitrone auspressen (es sollte ¼ Liter Saft ergeben).
3 Einen Teil des Saftes erhitzen und die Gelatine darin auflösen. Mit dem restlichen Saft mischen. Mit Agavendicksaft süßen und über die Orangenfilets gießen. Über Nacht im Kühlschrank fest werden lassen.

PRO PORTION: 179 Kilokalorien, 5 g Eiweiß, 1 g Fett, 34 g Kohlenhydrate, 4 g Ballaststoffe, reich an Vit. C, K, SPS

Exotischer Obstsalat

100 g blaue Weintrauben
2 Feigen
1 Birne
4 getrocknete Datteln
2 Grapefruits
1 Limette
je 1 Msp gemahlener Kardamom und Zimt
1 EL Pistazien

ZUBEREITUNGSZEIT: etwa 20 Minuten (Foto rechts)

1 Trauben waschen und halbieren. Dabei die Kerne entfernen. Die Haut von den Feigen abziehen und das Fruchtfleisch in mundgerechte Stücke schneiden.
2 Die Birne waschen, vom Kerngehäuse befreien und in Stücke schneiden. Die Datteln entkernen und klein schneiden. Die beiden Grapefruits eventuell filieren.
3 Das klein geschnittene Obst in eine Schüssel geben. Die Limette auspressen, den Saft mit den Gewürzen verrühren und unter das Obst heben. Pistazien hacken und darüber streuen.

PRO PORTION: 313 Kilokalorien, 4 g Eiweiß, 4 g Fett, 58 g Kohlenhydrate, 7 g Ballaststoffe, reich an Vit. C, K, SPS

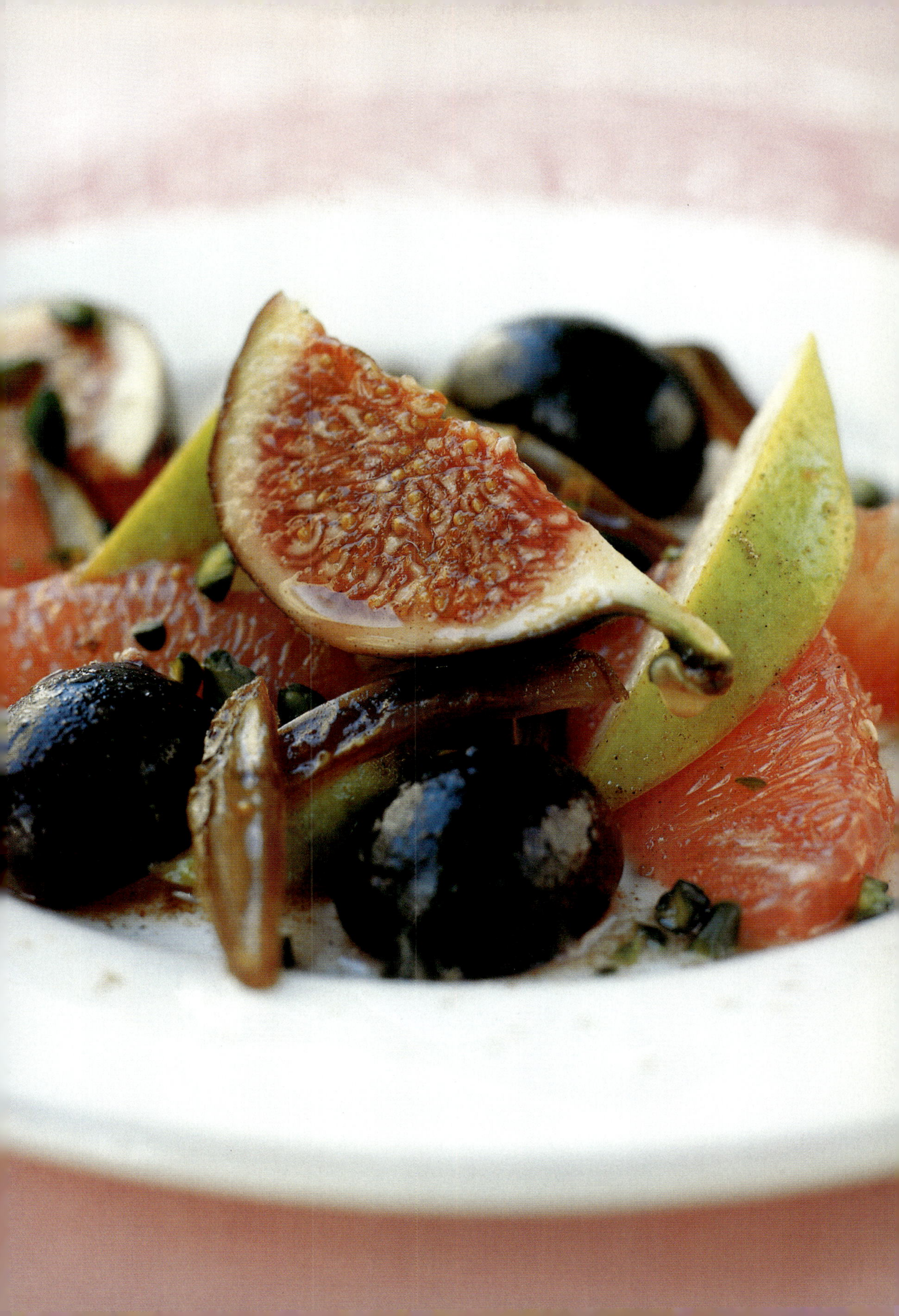

Lecker-Leichtes für zwischendurch

Paprikaschiffchen

1 kleiner Ziegenfrischkäse (40 g, z. B. Picandou)
200 g Magerquark
1 Möhre
1 Bund Schnittlauch
Jodsalz
Pfeffer
2 Paprikaschoten (rot und gelb)

ZUBEREITUNGSZEIT: etwa 20 Minuten

1 Den Ziegenkäse mit einer Gabel zerdrücken. Quark, geraspelte Möhre und Schnittlauchröllchen untermischen. Mit Salz und Pfeffer abschmecken.

2 Paprikaschoten waschen, putzen und längs in sechs Stücke schneiden. Die Quarkmasse mit einem Teelöffel in die »Schiffchen« füllen. Einfach aus der Hand snacken!

PRO PORTION: 157 Kilokalorien, 15 g Eiweiß, 5 g Fett, 10 g Kohlenhydrate, 7 g Ballaststoffe, reich an Vit. C, E, ß-Karotin, Folsäure

Knäckesnack

1 Bund Radieschen
300 g fettarmer Naturjoghurt
1 Bund Schnittlauch
Jodsalz
Pfeffer
4 Scheiben Knäckebrot

ZUBEREITUNGSZEIT: etwa 15 Minuten

1 Die Radieschen waschen und vierteln. Joghurt mit Schnittlauchröllchen verrühren und mit Salz und Pfeffer abschmecken.

2 Das Knäckebrot zerbröckeln und mit den anderen Zutaten schichtweise in zwei Schälchen anrichten.

PRO PORTION: 165 Kilokalorien, 8 g Eiweiß, 3 g Fett, 25 g Kohlenhydrate, 4 g Ballaststoffe, reich an Ca

tipp Wenn Sie es süß lieben, schichten Sie das Knäckebrot mit selbst gerührtem Fruchtquark in die Schälchen.

Pumpernickeltürmchen

ZUBEREITUNGSZEIT: etwa 10 Minuten

½ Bund Dill
125 g Hüttenkäse
1 EL körniger Senf
12 Pumpernickeltaler

1 Den Dill waschen, trockenschütteln und fein hacken. Zuvor einige Zweige beiseite legen.
2 Hüttenkäse mit Senf und gehacktem Dill verrühren.
3 Senfcreme auf die Pumpernickeltaler streichen und je drei Taler aufeinander setzen. Die Türmchen mit einem scharfen Messer vorsichtig halbieren und mit je einem Dillzweig verzieren.

PRO PORTION: 211 Kilokalorien, 13 g Eiweiß, 4 g Fett, 30 g Kohlenhydrate, 7 g Ballaststoffe

Rohkost mit Dips

ZUBEREITUNGSZEIT: etwa 25 Minuten

400 g gemischtes Gemüse (z. B. Paprika, Möhren, Salatgurke, Staudensellerie, Fenchel)
150 g fettarme Dickmilch
150 g Magerquark
1 EL Kapern
12 TL geriebener Meerrettich (Glas)
½ Beet Kresse
Jodsalz
Pfeffer
1 kleiner Pfirsich
1 EL gemahlene Mandeln
Cayennepfeffer

1 Das Gemüse putzen und in große Stifte schneiden.
2 Dickmilch mit Quark verrühren und die Menge teilen. Eine Hälfte mit Kapern, Meerrettich und Kresse verrühren; mit Salz und Pfeffer würzen.
3 Den Pfirsich überbrühen, abziehen, halbieren, entsteinen und fein würfeln. Pfirsichwürfel und Mandeln in die restliche Quarkmasse rühren. Mit Salz und Cayennepfeffer würzen.

PRO PORTION: 200 Kilokalorien, 16 g Eiweiß, 6 g Fett, 19 g Kohlenhydrate, 7 g Ballaststoffe, reich an Vit. C, Folsäure, Ca, SPS

Tomatendrink

2 Tomaten
¼ l Kefir
100 ml Tomatensaft
1 Zweig Basilikum
Jodsalz
Pfeffer
Tabasco

ZUBEREITUNGSZEIT: etwa 10 Minuten (Foto rechts)

1 Die Tomaten waschen, halbieren, von Stielansätzen und Kernen befreien und fein würfeln.
2 Kefir mit Tomatensaft, Tomatenwürfeln und gehacktem Basilikum verrühren und mit Salz, Pfeffer und Tabasco würzen.

PRO PORTION: 65 Kilokalorien, 5 g Eiweiß, 0 g Fett, 8 g Kohlenhydrate, 1 g Ballaststoffe, reich an Lykopin (SPS)

tipp Tabasco ist eine sehr scharfe Würzsauce aus Cayennepfeffer und sollte daher sehr vorsichtig dosiert werden.

Müsliriegel

2 EL Honig
2 EL Zucker
50 g halbbittere Kuvertüre
200 g Trockenfrüchte (z. B. Aprikosen und Pflaumen)
200 g Haferflocken
50 g gehackte Mandeln
2 Eiweiß (Klasse M)

ZUBEREITUNGSZEIT: etwa 60 Minuten
Zutaten für 20 Stück

1 Honig, Zucker, grob gehackte Kuvertüre und fünf Esslöffel Wasser unter ständigem Rühren in einem kleinen Topf erhitzen, bis die Kuvertüre geschmolzen ist.
2 Die Trockenfrüchte fein würfeln und mit Haferflocken und Mandeln in eine Schüssel geben. Nacheinander das Eiweiß und die etwas abgekühlte Kuvertüre-Mischung unterheben.
3 Die Masse auf ein mit Backpapier ausgelegtes Backblech geben und zu einem etwa 20 mal 30 cm großen Quadrat formen. Im vorgeheizten Backofen bei 150 °C (Umluft: 140 °C/Gas: Stufe 1) 30 Minuten backen. Auf dem Blech abkühlen lassen und in 20 Riegel schneiden.

PRO PORTION: 102 Kilokalorien, 3 g Eiweiß, 2 g Fett, 17 g Kohlenhydrate, 2 g Ballaststoffe, reich an Mg, SPS

tipp Die Müsliriegel halten sich, einzeln in Zellophan gewickelt, etwa zwei Wochen, wenn sie nicht schon vorher aufgegessen werden.

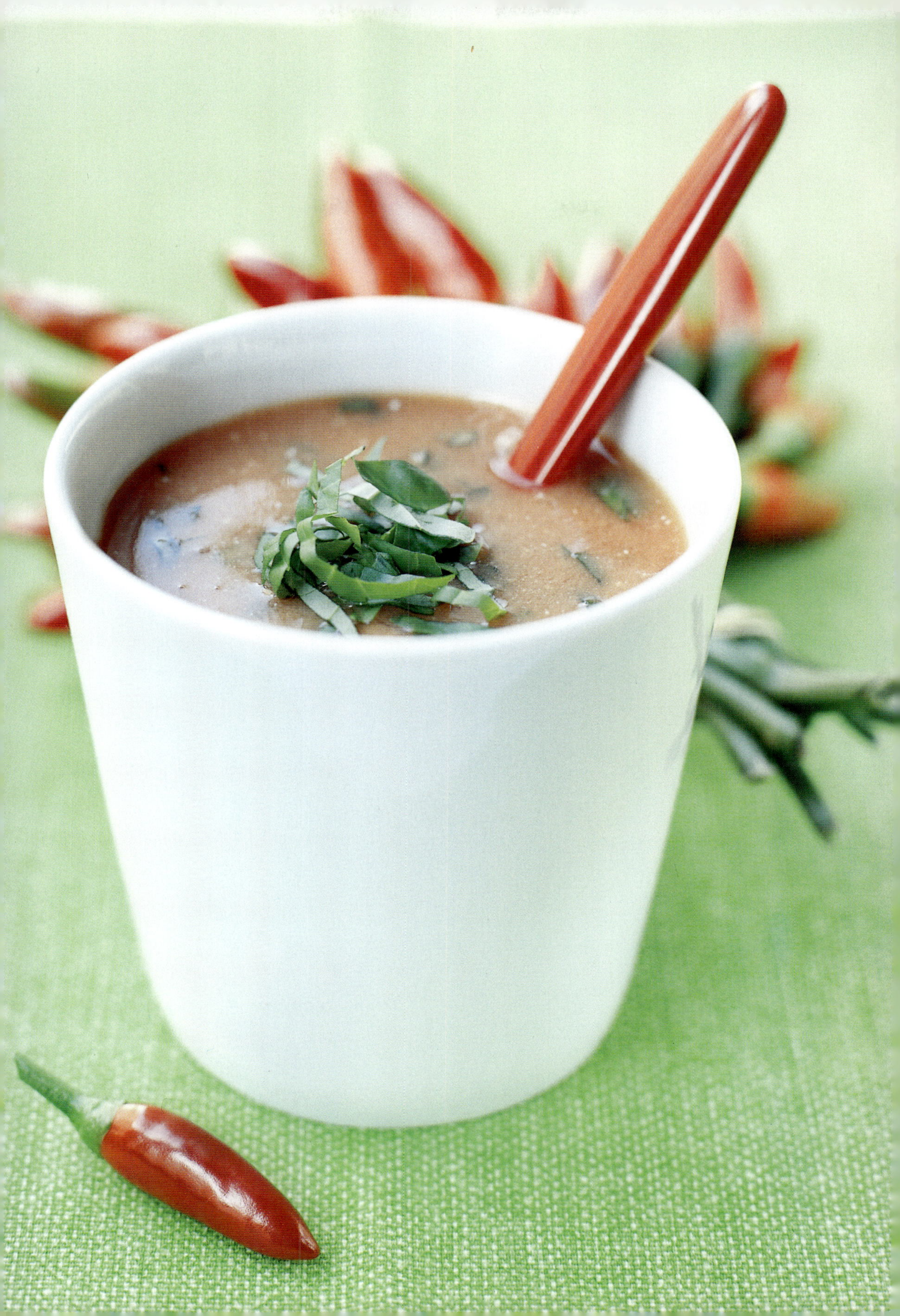

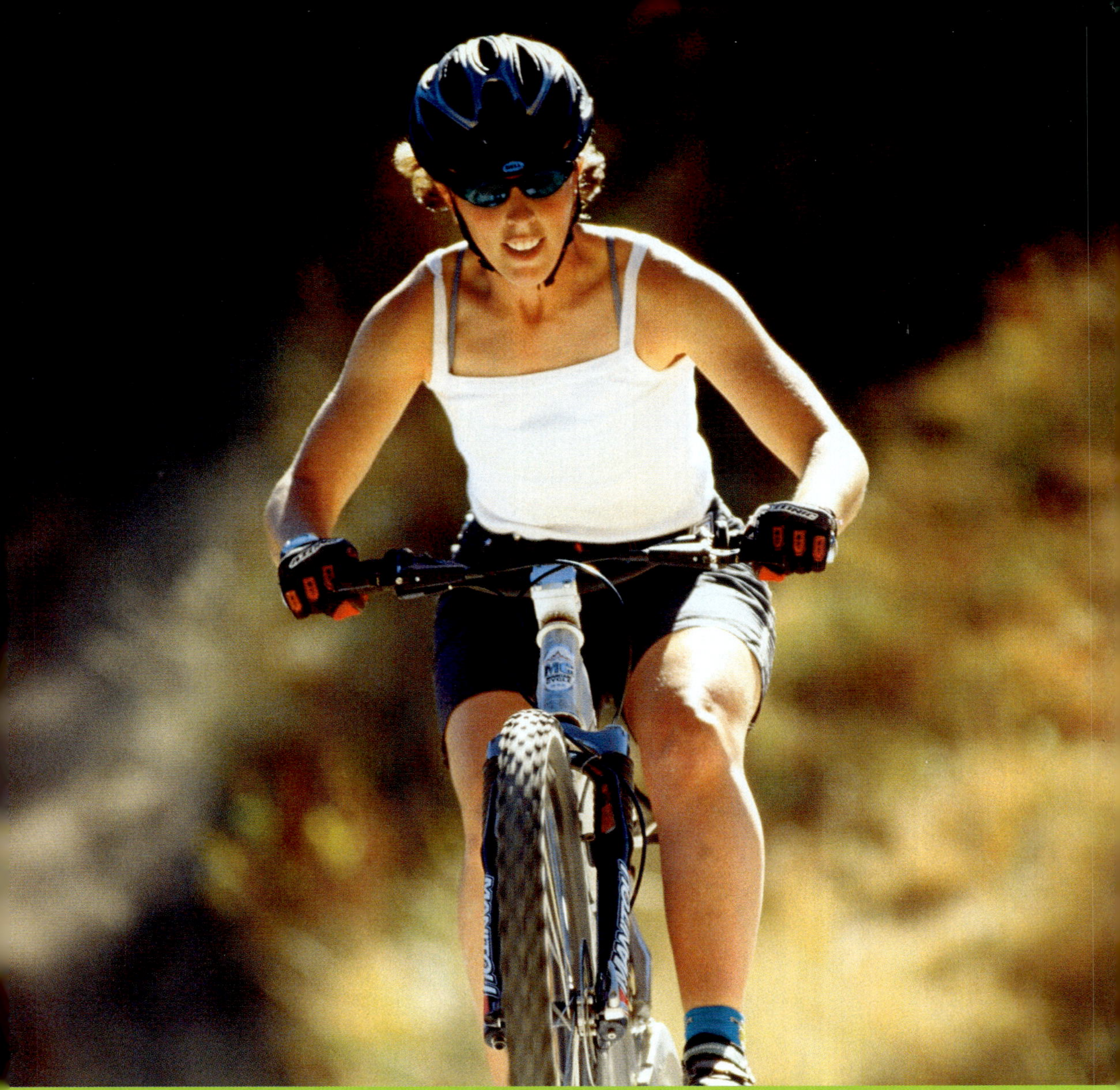

8 Bringen Sie Bewegung in Ihr Leben!

Worauf Sie bei Ihrem Speiseplan achten müssen, haben Sie bereits gelernt. Wie Sie sich richtig bewegen, erfahren Sie in diesem Kapitel, in dem wir die besten Ausdauerprogramme für einen optimalen Stoffwechsel zusammengestellt haben. Sie werden sehen: Regelmäßiges Ausdauertraining lässt nicht nur die Pfunde schneller purzeln, sondern macht Sie auch zufrieden und ausgeglichen!

Bewegung macht fit – und glücklich!

Unsere Nahrung beeinflusst entscheidend die Abläufe des Stoffwechsels. Sie liefert uns wichtige Nährstoffe und versorgt uns mit Energie. Energie, die wir zur Versorgung unseres Organismus und für jegliche Form von Aktivität benötigen. Nehmen Sie mehr Kalorien zu sich, als Sie verbrauchen, wird Ihr Körper die überschüssige Energie als Fett einlagern. Die Folge sind ungeliebte Pölsterchen und überschüssige Pfunde auf der Waage.

Wer seinen Organismus nicht angemessen fordert, baut körperlich ab. Die Devise lautet: Use it or lose it!

Bewegung ist ebenso wie Essen ein elementares Bedürfnis des Menschen, sie macht uns ausgeglichen und zufrieden. Leider haben wir den Drang nach Bewegung oftmals verloren. Und auch die Strukturen unseres Alltags zwingen häufig zur körperlichen Inaktivität. Doch nur das richtige Maß an Belastung macht unseren Körper wirklich fit, gesund und leistungsfähig.

GLYX und Ausdauertraining

Regelmäßige Bewegung zeigt vielfältige Wirkung auf unseren Organismus. Insbesondere Ausdauerbelastungen verbessern Gesundheit und Fitness nachhaltig.

Neben dem unmittelbaren Energieverbrauch während der körperlichen Belastung wird auf lange Sicht auch der Stoffwechselhaushalt positiv reguliert: Regelmäßiges Ausdauertraining kann eine Insulineinsparung um bis zu 30 Prozent ermöglichen. Ursache dafür ist die verbesserte Wirksamkeit und Sensitivität. Überschießende Insulinreaktionen werden vermieden, die Hemmung des Fettabbaus verringert. Der Organismus kann dadurch verstärkt körpereigene Fettdepots für die Energiegewinnung nutzen.

Achten Sie auf Ihr »GLYX-Gefühl«!

Die Praxis zeigt, dass es schwer fällt, langjährige Ernährungsgewohnheiten innerhalb kurzer Zeit grundlegend zu ändern. Ein regelmäßiges

Ausdauertraining kann diesen Prozess erleichtern und beschleunigen. Denn Ihr Körper entwickelt zunehmend ein natürliches Essverhalten und verlangt nach dem, was er braucht. Wenn Sie regelmäßig und ausdauernd Sport treiben, haben Sie plötzlich keinen Appetit mehr auf einen fetten Braten, sondern auf einen Teller Nudeln. Ausdauersportler nehmen erstaunlicherweise genau das zu sich, was Ernährungswissenschaftler für eine gesunde Ernährung empfehlen.

Wie Ihr Körper Energie bereitstellt

Ausdauertraining verbraucht Energie! Diese Energie kommt aus den so genannten Mitochondrien – den Kraftwerken der Muskelzelle. Dazu werden zwei Dinge benötigt: Sauerstoff und Kohlenhydrate bzw. Fette als Brennmaterial. Durch ein regelmäßiges Ausdauertraining verbessert sich die Fähigkeit des Körpers, mit Hilfe von Sauerstoff Kohlenhydrate und Fette zu verbrennen. Denn Ihr Körper kann im Blut mehr Sauer-

Das spricht für ein gezieltes Ausdauertraining

Ausdauertraining …

- macht schlank: Keine andere Bewegungsform verbraucht mehr Energie!
- hält jung: Es senkt das Risiko von Herz-Kreislauf- und Krebserkrankungen!
- senkt den Cholesterinspiegel: Der Anteil des guten HDL-Cholesterins steigt, der des schlechten LDL-Cholesterins sinkt.
- senkt den Ruhepuls: Das Herz kommt mit weniger Sauerstoff aus, wird leistungsfähiger und muss seltener schlagen.
- reguliert den Blutdruck: Ein hoher Blutdruck sinkt, ein niedriger steigt.
- trainiert Ihr Immunsystem: Die Zahl der natürlichen Killerzellen steigt. Diese vernichten Krankheitserreger und auch Krebszellen im Frühstadium.
- entspannt: Ausdauertraining ist ein ideales Mittel, um Adrenalin abzubauen, das durch Stress ausgeschüttet wird.
- macht intelligent und kreativ: Ihr Gehirn wird mit der doppelten Menge Sauerstoff versorgt wie im Ruhezustand.
- lässt Sie besser schlafen: Die Einschlafphasen werden kürzer, die Tiefschlafphasen länger. Sie erholen sich besser und sind leistungsfähiger.

stoff transportieren. Und je mehr Sauerstoff das Blut transportieren kann, desto intensiver können Sie sich belasten. Je besser die Fähigkeit Ihres Körpers ist, Fett zu verbrennen, desto länger können Sie sich belasten.

Aerobes und anaerobes Training

Grundsätzlich können die Muskelzellen Energie mit Sauerstoff (aerob) oder ohne Sauerstoff (anaerob) gewinnen. Bei der aeroben Energiegewinnung steht in den Mitochondrien genügend Sauerstoff für die Verbrennung zur Verfügung. Auf diese Art wird in erster Linie bei wenig intensiven Belastungen (z. B. Walking, langsamer Dauerlauf) Energie gewonnen. Besser Trainierte können auch bei höheren Belastungen noch die aerobe Energiebereitstellung nutzen. Wenn Sie die positiven Wirkungen des Ausdauertrainings spüren wollen, müssen Sie im aeroben Bereich trainieren. Bedenken Sie jedoch, dass eine zu geringe Belastung, z. B. ein Schaufensterbummel, kaum Wirkung zeigt.

Warum anaerobes Training eher ungünstig ist

Bei der anaeroben Energiegewinnung steht den Mitochondrien nicht genügend Sauerstoff zur Verfügung. Die Belastung muss über kurz oder lang abgebrochen werden. Dennoch sind intensive körperliche Betätigungen (z. B. Sprint, Krafttraining) nur mit Hilfe der anaeroben Energiebereitstellung möglich.

Bitte beachten Sie: Anerobes Training führt zur Ausschüttung von Stresshormonen und zur vermehrten Bildung von freien Radikalen.

Ein Training, das ständig im anaeroben Bereich liegt, ist auf Dauer eher ungünstig, und es treten folgende negative Effekte auf:

- Es werden vermehrt Stresshormone wie Adrenalin und Noradrenalin ausgeschüttet.
- Es kommt zur vermehrten Bildung so genannter freier Radikale, die die Körperzellen schädigen und im Verdacht stehen, den Alterungsprozess zu beschleunigen.

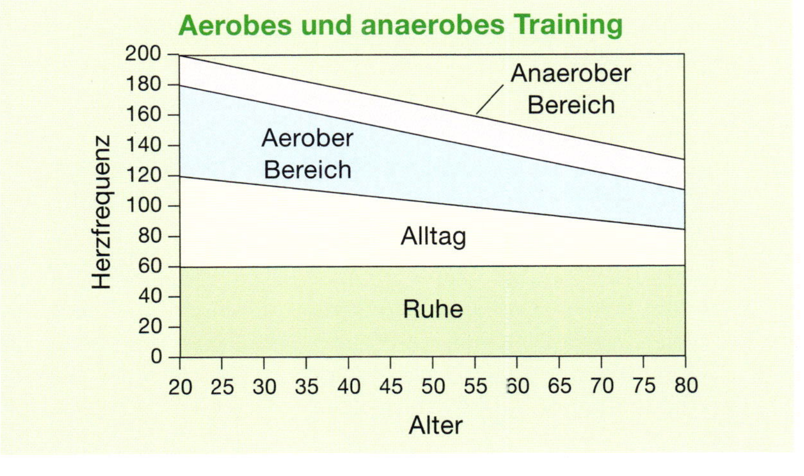

Mit zunehmendem Alter wird die Schwelle zur anaeroben Energiegewinnung schneller erreicht. Auch der Herzfrequenzbereich für das aerobe Training wird schmäler.

Je höher die Belastung, desto weniger wird Fett für die Energiegewinnung genutzt.

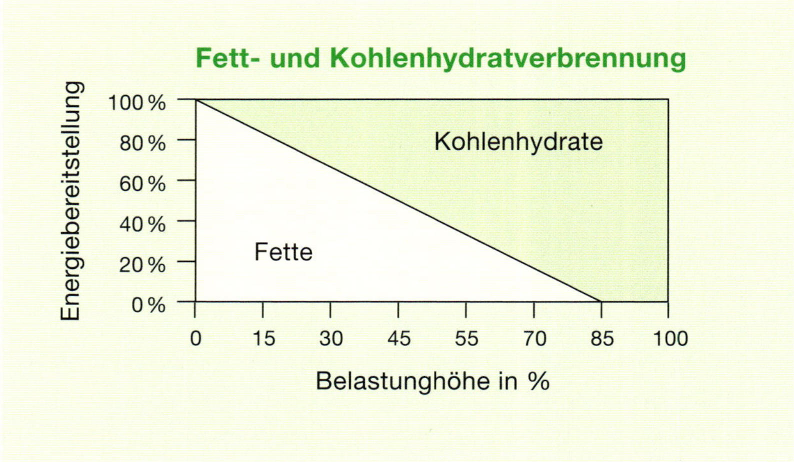

- Das Immunsystem wird sehr stark belastet.
- Die Erholungszeit nach dem Training ist deutlich länger.
- Die Gefahr von Muskelverletzungen wie Zerrungen oder Muskelfaserrisse steigt.
- Die Fettverbrennung kommt vollkommen zum Erliegen.

Fett- und Kohlenhydratverbrennung

Das aerobe Ausdauertraining ist also die wichtigste Trainingsform, wenn Sie schlank und fit werden wollen. Doch auch hier gibt es unterschiedliche Varianten. Denn Ihr Körper kann auf aerobem Weg sowohl Kohlenhydrate als auch Fette verbrennen. Bei wenig intensiven Belastungen werden in erster Linie Fette verbrannt, bei intensiven Belastungen dagegen vor allem Kohlenhydrate. Die Graphik links zeigt den ungefähren Anteil von Fetten und Kohlenhydraten bei unterschiedlichen Belastungsintensitäten. (Nur ein wirklich gut trainierter Mensch ist auch bei höheren Belastungen noch in der Lage, Fette zu verbrennen.)

Sportler brauchen Fett als Energielieferanten

Kohlenhydrate liefern in kurzer Zeit viel Energie, sind aber in ihrer Menge stark begrenzt. Ein austrainierter Ausdauersportler hat in Muskulatur und Leber etwa 500 Gramm Kohlenhydrate gespeichert. Diese Menge reicht für eine intensive Belastung von 60 bis maximal 90 Minuten aus – wobei in erster Linie die Vorräte in der Arbeitsmuskulatur verbraucht werden. Selbst bei einem Weltklasse-Marathonläufer reicht diese Menge nicht bis ins Ziel. Wir sind daher auf die Fette als zweite Energielieferanten angewiesen. Denn von diesen haben auch schlanke Menschen genug gespeichert.

Ein Beispiel aus der Praxis

Ein 75 Kilogramm schwerer Mann mit einem relativ geringen Fettanteil von zehn Prozent hat in seinem Körper 7 500 Gramm Fett oder 67 500 Kalorien eingelagert. Mit dieser Energiemenge könnte er 15 bis 20 Marathons hintereinander laufen! Das Wichtigste aber: Im Gegensatz zu einem Untrainierten, der vielleicht genügend Fett im Unterhautfettgewebe hat, kann ein trainierter Sportler seine Fettreserven tatsächlich auch mobilisieren. Schließlich ist dies die wichtigste Aufgabe des Ausdauertrainings: Es geht ganz entscheidend darum, dem Körper durch das Training beizubringen, die Kohlenhydrate zu schonen und auf Fette als Energielieferant zurückzugreifen.

Dennoch: Eine Energiebereitstellung, die zu 100 Prozent aus Fetten und zu null Prozent aus Kohlenhydraten besteht, gibt es nicht. Ein Mindestmaß an Kohlenhydratverbrennung findet immer statt. Denn das Gehirn kann ausschließlich Kohlenhydrate verwerten, und der Körper ist bestrebt, den Blutzuckerspiegel auf Normalniveau zu halten. Ist das Kohlenhydratniveau erschöpft, wird Ihnen schwindelig, Sie fühlen sich völlig kraftlos und entwickeln Heißhunger. Darüber hinaus verbrennen Fette immer nur in der Anwesenheit von Kohlenhydraten.

Wichtig: die Energiebilanz

Das oberste Gebot beim Abnehmen lautet: Sie müssen mehr Energie verbrauchen, als Sie Ihrem Organismus zuführen! Einzig ein Energiedefizit wird dafür sorgen, dass Ihr Energiedepot im Unterhautfettgewebe angegriffen wird. Das Fettstoffwechseltraining ist ideal für Einsteiger. Wer langfristig und regelmäßig trainiert, sollte die unterschiedlichen Belastungsbereiche gezielt variieren. Dadurch erreichen Sie den höchsten Trainingseffekt für Stoffwechsel und Leistungsfähigkeit. Übrigens: Das Training löst im Organismus einen Nachbrenneffekt aus: Bis zu 15 Stunden nach dem Training bleibt Ihr Grundumsatz erhöht. Sie verbrennen also auch dann noch Energie, wenn Sie schon lange im Bett liegen und sich ausruhen.

Das Fettstoffwechseltraining hilft Ihnen dabei, mehr Energie zu verbrauchen, als Sie aufnehmen.

Belastungssteuerung mittels Herzfrequenz

Aber woher wissen Sie, ob Sie gerade aerob oder anaerob trainieren, ob Sie gerade Fette oder Kohlenhydrate verbrennen? Ganz einfach: Ihre Herzfrequenz verrät es Ihnen! Sie verhält sich linear zur Intensität der Belastung: Je schneller Sie laufen, desto höher ist die Herzfrequenz, je langsamer Sie laufen, desto niedriger.

Das sollten Sie wissen:

- Je höher die Herzfrequenz, desto höher ist der anaerobe Anteil der Energiebereitstellung.
- Je höher die Herzfrequenz, desto höher ist der Anteil der Kohlenhydratverbrennung an der Energiebereitstellung.
- Je geringer die Herzfrequenz, desto höher ist der Anteil der Fettverbrennung an der Energiebereitstellung.

Die Herzfrequenz dient also dazu, unterschiedliche Stoffwechselsituationen zu überwachen.

Finden Sie die richtige Belastungsintensität

Sie haben bereits erfahren, wie wichtig es ist, beim Ausdauertraining mit der richtigen Belastungsintensität zu trainieren. Wenig intensive, aber lange Belastungen trainieren die Fettverbrennung, intensive, aber kurze dagegen die Kohlenhydratverbrennung. Wie wissen Sie aber, ob Sie im richtigen Bereich trainieren? Ganz einfach: Die Herzfrequenz ist beim Ausdauertraining Ausdruck der Belastungsintensität. Anhand der Herzfrequenz lassen sich problemlos unterschiedliche Trainingsbereiche ansteuern. Dazu müssen Sie jedoch wissen, wie hoch Ihre maximale Herzfrequenz ist. Diese können Sie mit Hilfe unseres Tests bestimmen. Immer vorausgesetzt, Sie sind gesund und es bestehen aus ärztlicher Sicht keine Einwände gegen einen Belastungstest.

Wenn Sie diesen Test nicht absolvieren wollen oder können (Herz-Kreislauf-Probleme), entspricht der Wert 220 minus Lebensalter näherungsweise Ihrer maximalen Herzfrequenz. Diese Methode ist jedoch relativ ungenau.

Test: Wie hoch ist Ihre maximale Herzfrequenz?

- Absolvieren Sie den Test in der Sportart, in der Sie auch später trainieren wollen. Wir empfehlen Ihnen, in mehreren Sportarten zu trainieren und für jede dieser Bewegungsformen die jeweils maximale Herzfrequenz zu bestimmen. Dabei ganz wichtig: Zwischen zwei Tests sollte mindestens eine Woche vergehen.
- Wärmen Sie sich mindestens 15 bis 20 Minuten gründlich auf.
- Versuchen Sie eine Strecke, die Sie zu Fuß in etwa vier Minuten zurücklegen können, so schnell wie möglich zu bewältigen. Beenden Sie den Test mit einem Spurt.
- Messen Sie im Anschluss sofort zehn Sekunden lang Ihren Puls an der Halsschlagader. Multiplizieren Sie diesen Wert mit sechs, und Sie erhalten Ihre maximale Herzfrequenz. Genauer messen Sie den Wert mit Hilfe einer elektronischen Pulsuhr. Diese Uhren messen mittels eines Brustgurtes die aktuelle Herzfrequenz, sodass Sie diese auch während des Trainings ständig kontrollieren können. Einige Modelle geben bei Über- oder Unterschreiten eines vorher eingegebenen Wertes ein akustisches Signal. Diese Geräte eignen sich hervorragend, den optimalen Trainingseffekt zu erreichen.
- Von den Testwerten werden nun prozentual die entsprechenden Trainingsbereiche abgeleitet.

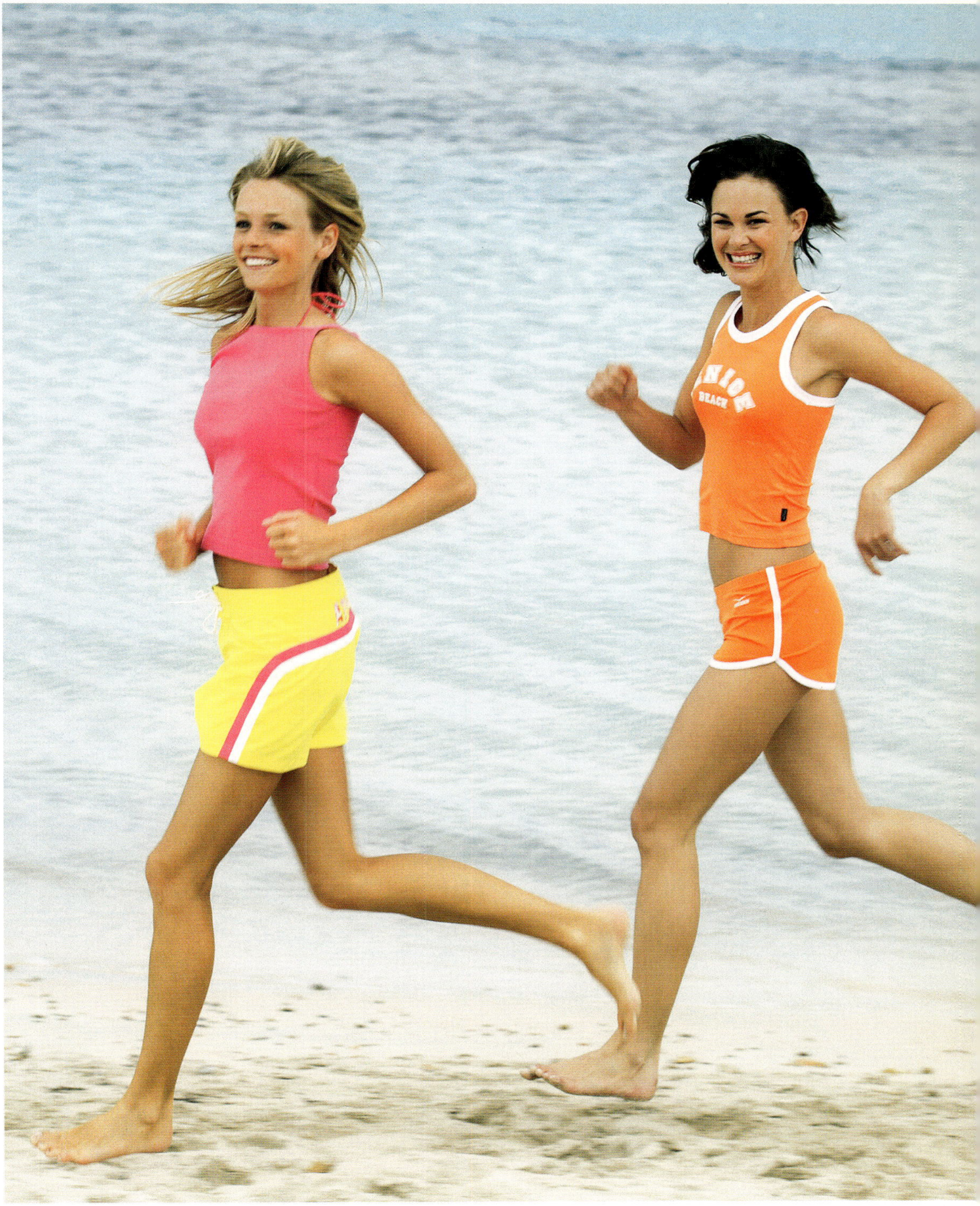

Wenn Sie nach einem schnellen Lauf Ihren Puls messen und mit sechs multiplizieren, erhalten Sie Ihre maximale Herzfrequenz.

Herzfrequenzwerte für das Training

Aus folgender Tabelle können Sie die den Trainingsmethoden entsprechenden Herzfrequenzwerte (HF) ablesen.

Egal, ob Fettstoffwechseltraining, Kombinationstraining oder intensives Ausdauertraining: Für jede Trainingsmethode gibt es optimale Herzfrequenzwerte.

	Fettstoffwechsel-training		Kombinations-training		Intensives Ausdauertraining	
Max. HF	60 %	65 %	70 %	75 %	80 %	85 %
210	126	137	147	158	168	179
208	125	135	146	156	166	177
206	124	134	144	155	165	175
204	122	133	143	153	163	173
202	121	131	141	152	162	172
200	120	130	140	150	160	170
198	119	129	139	149	158	168
196	118	127	137	147	157	167
194	116	126	136	146	155	165
192	115	125	134	144	154	163
190	114	124	133	143	152	162
188	113	122	132	141	150	160
186	112	121	130	140	149	158
184	110	120	129	138	147	156
182	109	118	127	137	146	155
180	108	117	126	135	144	153
178	107	116	125	134	142	151
176	106	114	123	132	141	150
174	104	113	122	131	139	148
172	103	112	120	129	138	146
170	102	111	119	128	136	145
168	101	109	118	126	134	143
166	100	108	116	125	133	141
164	98	107	115	123	131	139
162	97	105	113	122	130	138
160	96	104	112	120	128	136
158	95	103	111	119	126	134
156	94	101	109	117	125	133
154	92	100	108	116	123	131
152	91	99	106	114	122	129
150	90	98	105	113	120	128

Die besten Trainingsmethoden

Um durch Ausdauertraining Fett abzubauen, stehen unterschiedliche Trainingsmethoden zur Verfügung. Jede davon hat andere Ziele und Vorgaben. Vor allem aber unterscheiden sie sich durch die Dauer und die Intensität der Trainingsbelastung.

Das Fettstoffwechseltraining

Das Fettstoffwechseltraining ist die einzige Trainingsvariante, bei der Sie während der Belastung zu einem großen Anteil (etwa 80 Prozent) Fette verbrennen können. Dazu sind jedoch zwei Voraussetzungen notwendig:

- Die Dauer des Trainings sollte mindestens 80 Minuten betragen.
- Die Intensität des Trainings sollte zwischen 60 bis 65 Prozent der maximalen Herzfrequenz liegen.

  Vor allem für Anfänger ist das Fettstoffwechseltraining enorm wichtig, da es die Grundlage für alle weiteren Trainingsvarianten (Ausdauer und Kraft) darstellt und sich schnell motivierende Erfolge zeigen.

Das intensive Ausdauertraining

Bei dieser Variante des Ausdauertrainings verbrennen Sie in erster Linie Kohlenhydrate (etwa 80 Prozent der benötigten Energie). Das Motto lautet: kurz und schnell, aber nicht zu schnell! In jedem Fall wählen Sie Ihr Tempo so, dass genügend Sauerstoff zur Verfügung steht. Denn ohne Sauerstoff übersäuert die Muskulatur, über kurz oder lang müssen Sie dann meist atemlos stehen bleiben. Es kommt also auf die richtige Geschwindigkeit an. Zwei Voraussetzungen sind für den optimalen Trainingseffekt wichtig:

- Die Dauer des Trainings liegt zwischen 25 und 40 Minuten.
- Die Intensität des Trainings sollte zwischen 80 und 85 Prozent der maximalen Herzfrequenz liegen.

Aufgrund der höheren Belastung ist diese Trainingsvariante für Anfänger weniger geeignet. Sie kommt deshalb im Minimalprogramm für die Gesundheit (siehe Seite 145 f.) nur moderat zur Anwendung. In allen Trainingsplänen finden Sie Informationen dazu, wie lange und

Fettstoffwechseltraining

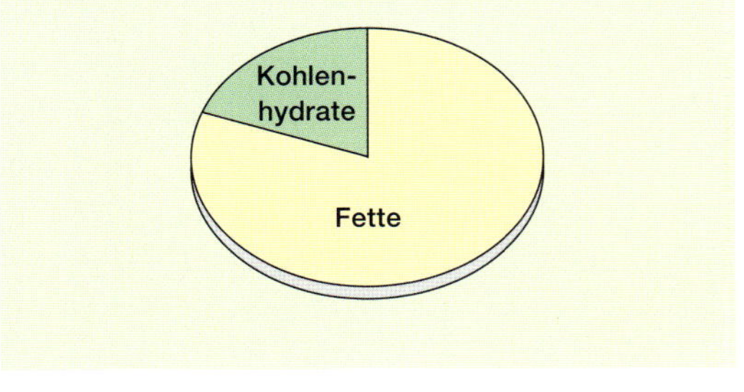

Anteil von Kohlenhydraten und Fetten an der Energiebereitstellung beim Fettstoffwechseltraining

Intensives Ausdauertraining

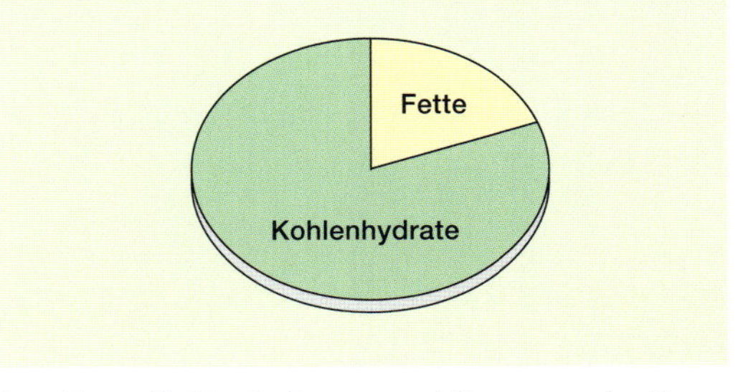

Anteil von Kohlenhydraten und Fetten an der Energiebereitstellung beim intensiven Ausdauertraining

intensiv die einzelnen Trainingseinheiten im Optimalfall sein sollten.

Das Kombinationstraining

Diese Trainingsmethode verbindet eine gute Fettverbrennung mit einem ausreichend hohen Energieverbrauch. Der Anteil von Kohlenhydraten und Fetten an der Energiebereitstellung ist etwa gleich groß. Das Kombinationstraining stellt einen Kompromiss aus Fettstoffwechsel- und intensivem Ausdauertraining dar und ist gleichermaßen für Anfänger und Fortgeschrittene geeignet. Für den optimalen Trainingseffekt sind die folgenden Voraussetzungen wichtig:

- Die Dauer des Trainings liegt zwischen 40 und 80 Minuten.
- Die Intensität des Trainings sollte zwischen 70 und 75 Prozent der maximalen Herzfrequenz liegen.

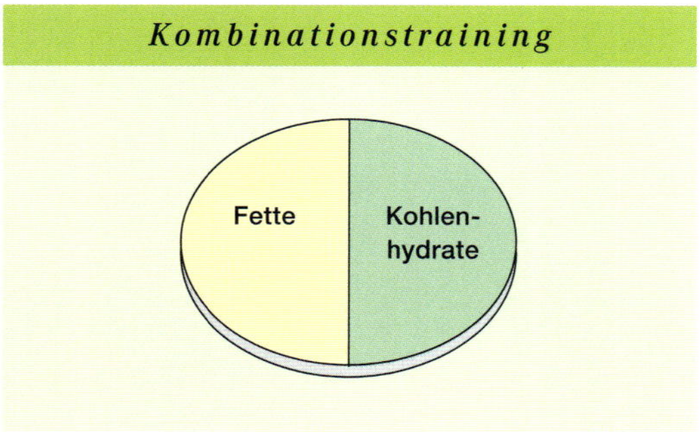

Anteil von Kohlenhydraten und Fetten an der Energiebereitstellung beim Kombinationstraining

Welche Sportart ist die richtige?

Welche Sportart Sie ausüben, bleibt im Wesentlichen Ihnen überlassen. Wichtig ist nur eines: Es muss eine Ausdauersportart sein. Das bedeutet, dass mindestens ein Sechstel der gesamten Körpermuskulatur über die oben angegebenen Zeiträume aktiv sein muss. Dies ist bei Sportarten wie Jogging, Walking, Radfahren, Schwimmen, Inlineskating, Bergwandern oder Skilanglauf der Fall.

Achten Sie auf Ihre Herzfrequenz!

Um Anfängern die Entscheidung leichter zu machen, haben wir für sie ein wichtiges Kriterium herausgegriffen: Manche Sportarten eignen sich gut für lange Dauerbelastung, andere nicht. So ist es Untrainierten in der Regel nicht möglich, eine Stunde im Fettstoffwechselbereich zu joggen. Denn sie können die vorgegebene niedrige Herzfrequenz nicht einhalten. Beim Walking ist dies dagegen kein Problem, da die Gehgeschwindigkeit immer so gesteuert werden kann, dass Sie in Ihrem Zielbereich trainieren. Für Anfänger eignen sich bestimmte Sportarten also eher für das Fettstoffwechseltraining, andere eher für das intensive Ausdauertraining. Gut für das Fettstoffwechseltraining sind Walking, Radfahren und Inlineskating. Für das intensive Ausdauertraining haben sich Jogging, Schwimmen und Aerobic bewährt.

Das Kombinationstraining kann je nach Leistungsstand durch beide Gruppen abgedeckt werden. Fortgeschrittene können sich ihre Lieblingssportart aussuchen. Bedenken Sie aber, dass Sie immer Ihren Herzfrequenzbereich einhalten sollten, um einen optimalen Trainingseffekt zu erzielen.

Hitliste der Ausdauersportarten

Um Ihnen bei der Auswahl Ihrer Lieblingsausdauersportart zu helfen, haben wir eine Hitliste erstellt, die verschiedene Kriterien berücksichtigt:

1. Effektivität: Das Kriterium ist die Menge der arbeitenden Muskulatur. Je mehr Muskelmasse bei einer Sportart eingesetzt wird, desto intensiver wird das Herz-Kreislauf-System belastet und desto geringer ist der Zeitaufwand, um einen bestimmten Energieverbrauch zu erreichen. Beim Radfahren benötigt man beispielsweise mehr Zeit als beim Jogging, um die gleiche Energiemenge zu verbrauchen.

Bevor Sie mit dem Training beginnen, sollten Sie sich genau überlegen, welche Sportart für Sie die geeignetste ist.

2. Fettstoffwechseltraining: Um während des Trainings die optimale Fettverbrennung zu erreichen, ist eine lange Balastungsdauer nötig. Das ist bei bestimmten Sportarten besser (Radfahren, Walking) oder schlechter (Jogging, Schwimmen) möglich.

3. Belastungsdosierung: Um sowohl Fettstoffwechsel- als auch intensives Ausdauertraining durchführen zu können, sollten innerhalb einer Sportart niedrige und hohe Belastungen möglich sein. Joggen stellt für den Anfänger in der Regel immer eine hohe Belastung dar. Belastungen mit geringer Intensität und langer Dauer sind nicht möglich.

4. Orthopädisches Risiko: Hier wird vor allem die Belastung für Wirbelsäule, Knie- und Hüftgelenke bewertet.

5. Spaßfaktor: Obwohl Spaß ein sehr subjektiver Begriff ist, haben viele Menschen an einem Training in der Gruppe oder mit Musik mehr Freude als an einsamen Joggingrunden.

6. Abhängigkeit: Hier wird die Abhängigkeit von äußeren Bedingungen wie etwa Witterung, Straßen, Schwimmbädern und Kursen bewertet.

7. Finanzieller Aufwand: Trotz zum Teil hohen finanziellen Aufwands, handelt es sich in der Regel um einmalige Anschaffungen (z. B. gute Schuhe, Inlineskates oder Langlaufausrüstung).

8. Unfallgefahr: Manche Sportarten bergen ein gewisses Unfallrisiko.
In der folgenden Tabelle werden die Kriterien 1 bis 5 in der Zwischennote »Training« zusammengefasst, die Kriterien 6 bis 8 in der Zwischennote »Organisation«. Die Note »Training« wird in der Gesamtnote doppelt gewertet, da diese für den Erfolg des Trainings maßgeblich ist. Die Bewertung erfolgt vor allem im Hinblick auf Trainingseinsteiger.

Ausdauersportarten und ihre Bewertung

	Jogging	Radfahren	Schwimmen	Walking	Inlineskating	Langlaufen	Aerobic	Triathlon
Effektivität	2	3	2	2	3	1	2	2
Fettstoffwechseltraining	3	1	3	1	1	1	4	1
Belastungsdosierung	2	1	2	2	1	1	3	1
orthopädische Belastung	4	2	1	1	1	1	3	2
Spaßfaktor	3	2	3	3	1	2	1	3
Zwischennote Training	**2,8**	**1,8**	**2,2**	**1,8**	**1,4**	**1,2**	**2,6**	**1,8**
Abhängigkeit	1	2	4	1	2	5	5	2
finanzieller Aufwand	2	2	1	1	3	4	4	5
Unfallgefahr	1	2	2	1	4	2	2	2
Zwischennote Organisation	**1,3**	**2,0**	**2,3**	**1.0**	**3,0**	**3,7**	**3,7**	**3,0**
Gesamtnote	**2,1**	**1,9**	**2,3**	**1,4**	**2,2**	**2,5**	**3,2**	**2,4**
1 = sehr gut geeignet / 2 = gut geeignet / 3 = geeignet / 4 = bedingt geeignet / 5 = ungeeignet								

Diese Tabelle stellt lediglich eine Entscheidungshilfe dar. Vor allem die Kriterien »Spaßfaktor«, »Abhängigkeit« und »finanzieller Aufwand« sollte jeder für sich selbst beurteilen. So kann beispielsweise für manche Menschen die Abhängigkeit von Kursen und Terminen ja durchaus ein Vorteil sein, da sie nur so zu regelmäßigem Training angehalten werden.

Was Sie jetzt für Ihr Ausdauertraining noch benötigen, ist ein guter Plan, der Ihnen zeigt, wie oft Sie trainieren sollten, wie lange Sie sich erholen müssen und wie Sie die einzelnen Trainingseinheiten aufeinander abstimmen und kombinieren können.

Trainingspläne für jeden Fitnesslevel!

Wer etwas für seine Gesundheit tun will und nur wenig Zeit hat, muss anders trainieren als ein fortgeschrittener Sportler, der seine Ausdauerleistung verbessern will. In den folgenden Trainingsplänen finden Sie daher Programme, die optimal auf unterschiedliche Zielsetzungen zugeschnitten sind. Für alle Trainingspläne, besonders aber für jene, die sich an Anfänger und Übergewichtige richten, gilt: Ohne ein sinnvolles Minimum geht es nicht. Der zeitliche Aufwand der hier vorgestellten Trainingspläne mag zwar manchem hoch erscheinen. Doch der von uns empfohlene Trainingsumfang hat sich in vielen sportmedizinischen und trainingswissenschaftlichen Untersuchungen als effektiv erwiesen.

Optimal für Anfänger: »weiche« Sportarten

Angst, die Dauer der Trainingseinheiten würde Sie überfordern, brauchen Sie nicht zu haben. Die Intensität der Belastung ist entsprechend gering, sodass Sie sich vermutlich eher

Einheiten für das Gesundheitstraining (Minimal)

Tag	Trainingsmethode	Sportart	Dauer	Intensität
1. Woche				
Mi	Kombinationstraining	Inlineskating	50 min	70–75 %
So	Kombinationstraining	Radfahren	50 min	70–75 %
2. Woche				
Mi	Kombinationstraining	Inlineskating	50 min	70–75 %
So	Kombinationstraining	Radfahren	60 min	70–75 %
3. Woche				
Do	Intensives Ausdauertraining	Radfahren	25 min	80–85 %
So	Kombinationstraining	Walking	50 min	70–75 %
4. Woche				
Mi	Intensives Ausdauertraining	Inlineskating	30 min	80–85 %
Fr	Kombinationstraining	Walking	40 min	70–75 %
So	Kombinationstraining	Radfahren	40 min	70–75 %
5. Woche				
Mi	Intensives Ausdauertraining	Radfahren	30 min	80–85 %
Fr	Kombinationstraining	Inlineskating	45 min	70–75 %
So	Kombinationstraining	Walking	50 min	70–75 %
6. Woche				
Mi	Kombinationstraining	Radfahren	40 min	70–75 %
So	Kombinationstraining	Inlineskating	40 min	70–75 %

bremsen müssen, um Ihre persönliche Herzfrequenz-Obergrenze nicht zu überschreiten. Am ehesten können Sie den aktiven und passiven Bewegungsapparat überlasten. Denn Bänder, Sehnen und Gelenke gewöhnen sich weniger schnell an die Belastung als Muskeln. Für Anfänger und Übergewichtige kommen deshalb ausschließlich so genannte weiche Sportarten wie Radfahren, Inlineskating oder Walking zum Einsatz.

Der Trainingsumfang steigt während der ersten zwei Wochen an, um in der dritten wieder abzufallen. Diese Woche dient vorrangig der Erholung. Dieses Prinzip gilt auch für alle weiteren Trainingspläne.

Auch das so genannte Cross-Training minimiert das Überlastungsrisiko. Cross-Training bedeutet, dass Sie während einer Trainingswoche möglichst immer in unterschiedlichen Sportarten trainieren.

Kurzes Trainingsprogramm

Dieser Plan wendet sich an alle, die wenig Zeit haben, aber trotzdem etwas für ihre Gesundheit tun wollen. Voraussetzung ist, dass Sie völlig gesund und in der Lage sind, 15 Minuten am Stück zu trainieren.

Schon dieses kurze Trainingsprogramm wird sich bald positiv auf Ihre Gesundheit auswirken. Es verringert das Risiko für Herz-Kreislauf-Erkrankungen, da die Cholesterinwerte sinken. Das Immunsystem kommt in Schwung, die Zahl der natürlichen Killerzellen nimmt zu, und damit sinkt das Risiko von Krebserkrankungen und Infekten. Sie werden insgesamt belastbarer und können besser mit Stress umgehen. Rückenbeschwerden bessern sich oder verschwinden sogar ganz. Ihre Konzentrationsfähigkeit nimmt zu, denn die Sauerstoffversorgung des Gehirns verbessert sich deutlich.

Der Plan geht von einem durchschnittlichen Trainingsaufwand von etwa 100 Minuten pro Woche aus. Wenn Sie allerdings jede Woche monoton trainieren, gewöhnt sich Ihr Körper möglicherweise sehr schnell an diesen gleichförmigen Reiz. Effektiver steigern Sie Ihre Ausdauerleistung, wenn Sie Dauer und Intensität variieren. Sie trainieren deshalb nicht in jeder Woche gleich lang.

Optimales Trainingsprogramm

Dieses Programm richtet sich an all diejenigen, die ihre Gesundheit optimal fördern wollen. Dazu brauchen Sie zwar etwas mehr Zeit, aber der Nutzen wird Sie überraschen. Jetzt kommen sämtliche Vorteile des Ausdauertrainings voll zum Tragen!

Wenn Sie vom Minimal- zum Optimalprogramm wechseln, sollten Sie ganz sicher sein, dass Sie diesem auch gewachsen sind. Denn: Falscher Ehrgeiz schadet mehr, als er nützt.

Der Optimalplan ist jedoch nichts für Anfänger. Idealerweise haben Sie bereits Erfahrung mit Ausdauertraining oder haben mit dem Minimalplan trainiert. Sie sind jetzt bereit für den nächsten Schritt. Die Motivation ist ganz wichtig – wenn Sie vor jedem Training überlegen, ob Sie Lust dazu haben oder nicht, wird es schwierig. Können Sie sich nur schwer aufraffen, gehen Sie lieber noch einmal einen Schritt zurück zum Minimalplan.

Ganz entspannt abnehmen!

Das Optimalprogramm verbessert Ihre Gesundheit noch mehr als das Minimalprogramm. Das Herz-Kreislauf-Risiko wird noch weiter sinken, da Ihre Cholesterinwerte optimal sind. Ihr Immunsystem arbeitet so gut, dass Sie sich kaum noch erkälten. Rückenbeschwerden und Stress kennen Sie nur noch aus Erzählungen. Sie sind entspannt und gelassen, egal was passiert. Die Komplimente für Ihr Aussehen häufen sich, da Sie auch schon etwas abgenommen haben.

Um all dies zu erreichen, werden Sie im Schnitt drei Stunden pro Woche trainieren müssen (von Sportmedizinern empfohlener Trainingsumfang). Dieser Zeitaufwand verteilt sich auf drei bis vier Trainingseinheiten.

Einheiten für das Gesundheitstraining (Optimal)

Tag	Trainingsmethode	Sportart	Dauer	Intensität
1. Woche				
Mi	Kombinationstraining	Inlineskating	45 min	70 – 75 %
Fr	Kombinationstraining	Schwimmen	55 min	70 – 75 %
So	Fettstoffwechseltraining	Radfahren	80 min	60 – 65 %
2. Woche				
Mi	Kombinationstraining	Walking	50 min	70 – 75 %
Fr	Kombinationstraining	Inlineskating	60 min	70 – 75 %
So	Fettstoffwechseltraining	Radfahren	90 min	60 – 65 %
3. Woche				
Do	Kombinationstraining	Inlineskating	50 min	70 – 75 %
So	Fettstoffwechseltraining	Radfahren	80 min	60 – 65 %
4. Woche				
Di	Kombinationstraining	Schwimmen	40 min	70 – 75 %
Do	Kombinationstraining	Inlineskating	50 min	70 – 75 %
Sa	Intensives Ausdauertraining	Jogging	30 min	80 – 85 %
So	Fettstoffwechseltraining	Radfahren	80 min	60 – 65 %
5. Woche				
Di	Kombinationstraining	Inlineskating	45 min	70 – 75 %
Do	Kombinationstraining	Walking	55 min	70 – 75 %
Sa	Intensives Ausdauertraining	Jogging	30 min	80 – 85 %
So	Fettstoffwechseltraining	Radfahren	90 min	60 – 65 %
6. Woche				
Mi	Intensives Ausdauertraining	Jogging	35 min	80 – 85 %
Fr	Kombinationstraining	Schwimmen	50 min	70 – 75 %
So	Kombinationstraining	Inlineskating	60 min	70 – 75 %

Trainingsplan für Übergewichtige

Dieser Plan richtet sich an alle, die durch Fettabbau ihr Körpergewicht gezielt reduzieren wollen. Das Ziel dieses Plans ist es, zusätzlich über Sport 1500 bis 2000 Kilokalorien in der Woche zu verbrauchen.

Das Wichtigste, was Sie jetzt brauchen, ist Motivation, denn Sie haben sich einiges vorgenommen. Verstehen Sie den Plan als Einstieg in ein effektives Programm, mit dem man Erfolge langsam, dafür aber dauerhaft erreicht. Genau so wichtig wie das Training ist zudem eine Ernährungsumstellung.

Einheiten für das Übergewichtstraining

Tag	Trainingsmethode	Sportart	Dauer	Intensität
1. Woche				
Di	Kombinationstraining	Walking	40 min	70 – 75 %
Do	Kombinationstraining	Walking	50 min	70 – 75 %
Sa	Intensives Ausdauertraining	Inlineskating	30 min	80 – 85 %
So	Fettstoffwechseltraining	Radfahren	80 min	60 – 65 %
2. Woche				
Di	Kombinationstraining	Radfahren	45 min	70 – 75 %
Do	Kombinationstraining	Radfahren	55 min	70 – 75 %
Sa	Intensives Ausdauertraining	Inlineskating	30 min	80 – 85 %
So	Fettstoffwechseltraining	Walking	90 min	60 – 65 %
3. Woche				
Mi	Intensives Ausdauertraining	Inlineskating	35 min	80 – 85 %
Fr	Kombinationstraining	Radfahren	45 min	70 – 75 %
So	Fettstoffwechseltraining	Radfahren	70 min	60 – 65 %
4. Woche				
Di	Intensives Ausdauertraining	Radfahren	30 min	80 – 85 %
Mi	Kombinationstraining	Inlineskating	70 min	70 – 75 %
Sa	Intensives Ausdauertraining	Radfahren	30 min	80 – 85 %
So	Fettstoffwechseltraining	Walking	90 min	60 – 65 %
5. Woche				
Mi	Intensives Ausdauertraining	Radfahren	35 min	80 – 85 %
Do	Fettstoffwechseltraining	Walking	80 min	60 – 65 %
Sa	Intensives Ausdauertraining	Radfahren	35 min	80 – 85 %
So	Fettstoffwechseltraining	Walking	100 min	60 – 65 %
6. Woche				
Mi	Intensives Ausdauertraining	Inlineskating	35 min	80 – 85 %
Fr	Kombinationstraining	Radfahren	50 min	70 – 75 %
So	Fettstoffwechseltraining	Radfahren	75 min	60 – 65 %

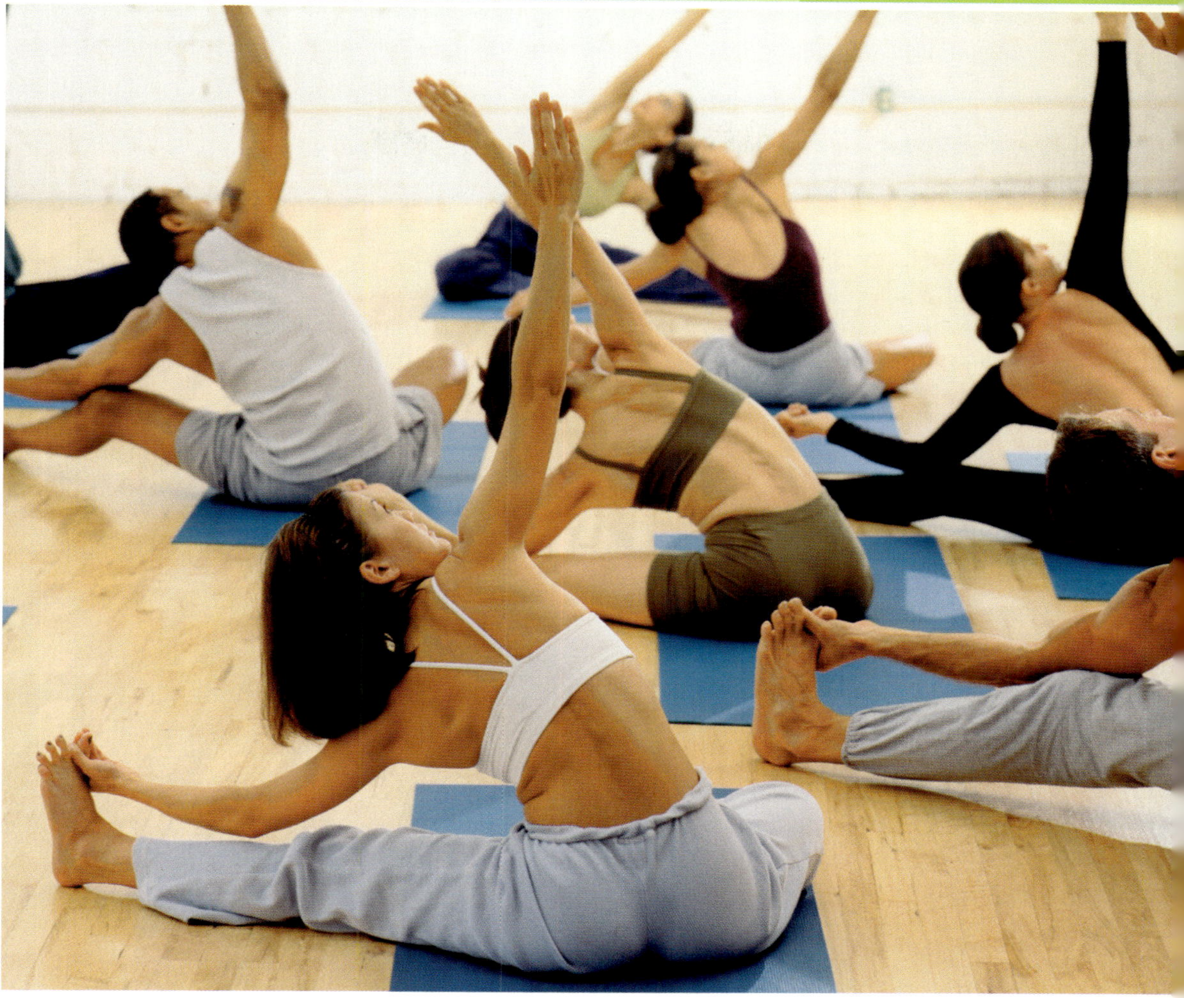

Aerobic ist etwas für alle, die Action lieben. Das Training in der Gruppe und die fetzige Musik bringen Spaß und machen Lust auf mehr.

Motivation ist alles!

Der Erfolg wird Sie für Ihre Mühen entlohnen. Langsam, aber sicher schmilzt das Fett dahin, und Sie nehmen ab. Ihre Muskelzellen verheizen während des Trainings und in Ruhe mehr Fett, denn Ihr Stoffwechsel stellt auf Fettverbrennung um. Natürlich senken Sie auch Ihr Risiko für Infekte, Herz-Kreislauf- und Krebserkrankungen, und Sie werden stressresistenter. Um pro Woche zusätzlich 1500 bis 2000 Kilokalorien zu verbrauchen, müssen Sie je nach Körpergewicht etwa drei bis vier Stunden täglich trainieren. Das ist sicher nicht wenig, aber Sie haben sich ja auch einiges vorgenommen. Setzen Sie sich am besten feste Termine und verabreden Sie sich mit Freunden zum Training.

Wer sich mit Freunden zum Training verabredet und sich feste Trainingstermine setzt, reduziert die Gefahr, dass ihm plötzlich andere Dinge dazwischenkommen.

Trainingsplan für Ihre Fitness (Anfänger)

Dieser Trainingsplan ist für Fitnesssportler gedacht. Ihr Ziel ist es, körperlich und psychisch fit zu sein und sich rundum gut zu fühlen. Auch Ihr Äußeres soll sich durch das Training verbessern: Sie wollen sportlich und gesund aussehen.
Für den Anfänger-Trainingsplan brauchen Sie keine Sportskanone zu sein, eine gewisse Basis sollte aber dennoch vorhanden sein. Vielleicht waren Sie schon einmal sehr sportlich und wollen es jetzt noch einmal wissen, oder Sie haben bisher zwar trainiert, aber nicht regelmäßig genug.

Schon mit zwei Stunden pro Woche sind Sie erfolgreich!

Wenn Sie Ihre Fitness konstant gemäß der Pläne trainieren, werden sich schon bald die ersten Erfolge einstellen: Die ungeliebten Fettpolster verschwinden. Der Bauch wird flacher und die Hüften schmaler. Dadurch tritt die Muskulatur besser in Erscheinung. Daneben fühlen Sie sich auch psychisch besser. Sie werden stressresis-

Einheiten für das Fitnesstraining (Anfänger)

Tag	Trainingsmethode	Sportart	Dauer	Intensität
1. Woche				
Mi	Intensives Ausdauertraining	Jogging	30 min	80 – 85 %
Fr	Intensives Ausdauertraining	Aerobic	35 min	80 – 85 %
So	Kombinationstraining	Inlineskating	55 min	70 – 75 %
2. Woche				
Mi	Intensives Ausdauertraining	Jogging	30 min	80 – 85 %
Fr	Intensives Ausdauertraining	Aerobic	40 min	80 – 85 %
So	Kombinationstraining	Inlineskating	60 min	70 – 75 %
3. Woche				
Mi	Kombinationstraining	Radfahren	45 min	70 – 75 %
Sa	Kombinationstraining	Inlineskating	45 min	70 – 75 %
4. Woche				
Mi	Intensives Ausdauertraining	Jogging	30 min	80 – 85 %
Fr	Intensives Ausdauertraining	Aerobic	40 min	80 – 85 %
So	Kombinationstraining	Inlineskating	60 min	70 – 75 %
5. Woche				
Mi	Intensives Ausdauertraining	Jogging	30 min	80 – 85 %
Fr	Intensives Ausdauertraining	Aerobic	40 min	80 – 85 %
So	Fettstoffwechseltraining	Radfahren	80 min	60 – 65 %
6. Woche				
Mi	Kombinationstraining	Radfahren	50 min	70 – 75 %
Sa	Kombinationstraining	Inlineskating	50 min	70 – 75 %

Einheiten für das Fitnesstraining (Fortgeschrittene)

Tag	Trainingsmethode	Sportart	Dauer	Intensität
1. Woche				
Di	Kombinationstraining	Aerobic	45 min	70 – 75 %
Mi	Kombinationstraining	Inlineskating	75 min	70 – 75 %
Fr	Intensives Ausdauertraining	Jogging	30 min	80 – 85 %
Sa	Kombinationstraining	Inlineskating	45 min	70 – 75 %
So	Fettstoffwechseltraining	Radfahren	105 min	60 – 65 %
2. Woche				
Di	Kombinationstraining	Jogging	50 min	70 – 75 %
Mi	Fettstoffwechseltraining	Radfahren	80 min	60 – 65 %
Fr	Intensives Ausdauertraining	Jogging	35 min	80 – 85 %
Sa	Kombinationstraining	Inlineskating	50 min	70 – 75 %
So	Fettstoffwechseltraining	Radfahren	115 min	60 – 65 %
3. Woche				
Di	Kombinationstraining	Radfahren	45 min	70 – 75 %
Do	Kombinationstraining	Inlineskating	55 min	70 – 75 %
Sa	Intensives Ausdauertraining	Inlineskating	30 min	80 – 85 %
So	Fettstoffwechseltraining	Radfahren	90 min	60 – 65 %
4. Woche				
Di	Kombinationstraining	Jogging	50 min	70 – 75 %
Mi	Fettstoffwechseltraining	Radfahren	80 min	60 – 65 %
Fr	Intensives Ausdauertraining	Jogging	35 min	80 – 85 %
Sa	Kombinationstraining	Inlineskating	50 min	70 – 75 %
So	Fettstoffwechseltraining	Radfahren	115 min	60 – 65 %
5. Woche				
Di	Kombinationstraining	Aerobic	55 min	70 – 75 %
Mi	Fettstoffwechseltraining	Radfahren	95 min	60 – 65 %
Fr	Intensives Ausdauertraining	Jogging	35 min	80 – 85 %
Sa	Kombinationstraining	Inlineskating	55 min	70 – 75 %
So	Fettstoffwechseltraining	Radfahren	130 min	60 – 65 %
6. Woche				
Di	Kombinationstraining	Radfahren	40 min	70 – 75 %
Do	Kombinationstraining	Inlineskating	50 min	70 – 75 %
Sa	Intensives Ausdauertraining	Jogging	40 min	80 – 85 %
So	Fettstoffwechseltraining	Radfahren	120 min	60 – 65 %

tenter, kreativer und konzentrierter. Um erste Resultate zu erzielen, reichen im Durchschnitt etwa zwei Stunden pro Woche. Diese Zeit sollten Sie vorzugsweise in die intensiveren Trainingseinheiten investieren. Die verbrauchen nämlich am meisten Energie. Dennoch sollten Sie Ihr Training variabel gestalten. Ständiges intensives Training bringt zwar schnelle Leistungsfortschritte, spätestens nach sechs Wochen hat sich Ihr Körper aber an die Mehrbelastung gewöhnt und eine langfristige Leistungsentwicklung bleibt aus.

Wenn Sie Ihr Ziel erreichen, wird auch Ihr Selbstbewusstsein steigen.

Trainingsplan für Fortgeschrittene

Auch dieser Trainingsplan richtet sich an Menschen, die trainieren, um fit zu werden und gut auszusehen. Im Unterschied zum Trainingsplan für Anfänger ist ihr Anspruch aber deutlich höher. Sie wollen einen niedrigen Körperfettanteil, damit Ihre Muskulatur optimal zur Geltung kommt.
Wenn Sie diesen Trainingsplan absolvieren wollen, sollten Sie bereits längere Zeit regelmäßig mindestens zwei-, besser dreimal pro Woche trainiert haben. Ihr passiver Bewegungsapparat ist belastbar, und Sie können sich schnell vom Training erholen.

Training für einen Superbody

Da Fettpolster bei Ihnen sowieso keine Chance haben, geht es darum, den Körperfettanteil so weit zu reduzieren, dass sich Ihre Muskulatur gut abzeichnet. Wenn Sie diese durch ein zusätzliches Krafttraining aufbauen, wird der optische Effekt noch besser. Darüber hinaus tun Sie durch das Training viel für Ihre Gesundheit und Ihr Wohlbefinden.
Für solche Ziele braucht es natürlich auch eine Menge Trainingsfleiß: Im Durchschnitt etwa fünf Stunden pro Woche. Das ist viel! Wenn Sie schon jetzt Zeitnot haben, ist es vielleicht sinnvoller, Ihren Anspruch zu reduzieren und auf einen Trainingsplan mit weniger Zeitaufwand auszuweichen.

Workshop »Glycaemic Index and Health«

Ein internationaler Experten-Workshop in Bandol, Frankreich, der von Danone Vitapole organisiert und von der FAO unterstützt wurde, ergab folgendes Ergebnis und bestätigt die große Bedeutung des Themas in der Wissenschaft und Ernährungspraxis:

»Der glykämische Index (GI) liefert die physiologische Grundlage, um Lebensmittel danach zu klassifizieren, welchen Effekt ihr Genuss auf den Blutzuckerspiegel ausübt. Es gibt mittlerweile einige hundert Veröffentlichungen, die sich mit den Auswirkungen von Lebensmitteln mit unterschiedlichem GI auf den Stoffwechsel befassen; die große Mehrzahl gelangt zu dem Ergebnis, dass dem GI-Konzept für die allgemeine Gesundheit große Bedeutung zukommt.

Aufgrund der aktuellen Erfahrungen gibt es unserer Meinung nach deutliche Hinweise dafür, dass der GI einen praktischen Nutzen hat und dass unterschiedliche GI-Werte von Lebensmitteln direkt mit der Gesundheit der Bevölkerung in Zusammenhang stehen.

Weitere Grundlagenforschungen, epidemiologische Studien und breit angelegte, randomisierte, prospektive, klinisch kontrollierte Multicenter-Tests in Bezug auf den GI sind auf folgenden Gebieten notwendig: Gewichtsmanagement, Vorsorge und Behandlung von Herz-Kreislauf-Erkrankungen, Diabetes und Krebs, kognitive Funktionen.

Um diese Ziele zu verwirklichen, muss Folgendes sichergestellt sein: ein systematischer und vollständiger Überblick über die bisherigen Veröffentlichungen, eine Standardisierung der Methodik und Kenntnisse der Qualitätssicherung in der Lebensmittelindustrie.

Wir stellen fest, dass einige Gesundheitsexperten die Prüfung der klinischen Anwendung des glykämischen Index in Frage gestellt haben, und wir begrüßen es, wenn sie sich an der Planung und Durchführung künftiger Forschungen beteiligen. Nicht nur national, sondern auch international sollte eine enge Zusammenarbeit zwischen Lebensmittelindustrie, Gesundheitsexperten und Verbraucherverbänden angestrebt werden.

Die Kennzeichnung von Lebensmitteln mit dem GI, basierend auf spezifischen Kriterien, könnte eine wirksame Methode sein, um sowohl Gesundheitsexperten wie auch Verbraucher umfassend über den GI zu informieren.«

Literatur

Ärzte Zeitung: Eine Kost, bei der der Blutzucker nur langsam steigt, ist für Diabetiker ideal. www.aerztezeitung.de/docs/2005/06/13

Atkins, R.: Die neue Atkins Diät. München 2004

Augustin, LS. et al.: Glycemic index in chronic disease: a review. European Journal of Clinical Nutrition 56: 1049 - 1071, 2002.

Berg, A. et al.: Gewichtsreduktion ist machbar. Halbjahresergebnis einer klinisch kontrollierten, randomisierten Interventionsstudie mit übergewichtigen Erwachsenen. Ernährungs-Umschau 50, 386 - 393, 2003.

Berger, M. (Hrsg.): Diabetes mellitus. München - Jena 2000

Biesalski, H. K. et al. (Hrsg.): Ernährungsmedizin. Stuttgart 2004

Bond, G.: Natural Eating. Torrance Ca 2000

Bös, K./Brehm, W. (Hrsg.): Gesundheitssport - Ein Handbuch. Schorndorf 1998

Brand-Miller, J. et al.: The New Glucose Revolution. New York 2003

Chantelau, E. A.: Diät bei Diabetes mellitus. In: Berger, M. (Hrsg.): Diabetes mellitus. München - Jena 2000, S. 150 ff.

Deutsche Gesellschaft für Ernährung e.V.: Glykämischer Index und glykämische Last - ein für die Ernährungspraxis des Gesunden relevantes Konzept? Teil 1 und Teil 2. Ernährungs-Umschau 51 (2004) S. 84 - 91 und S. 128 - 131.

Eades, M. R. und M. D.: The Protein Power Lifeplan. New York 2000

Facchini, F. et al.: Insulin Resistance as a Predictor of Age-Related Diseases. The Journal of Clinical Endocrinology & Metabolism 86 (8): 3574 - 3578, 2001

Felix, A.: Das Schlankheitskonzept. Köln 1975

Foster-Powell, K./Brand Miller, J.: International table of glycemic index and glycemic load values: 2000. Am. J. Clin. Nutr. 76 (2002) 5 - 56

Fricker, J.: Maigrir vite et bien. Paris 2000

Geiß, K.-R./Hamm, M.: Handbuch Sportler-Ernährung. Hamburg 2000

Hamm, M./Donhauser, Rose M.: Die SLOW CARB Diät. Dauerhaft abnehmen mit langsamen Kohlenhydraten und dem Plus an Eiweiß. München 2005

Hamm, M.: Powerfood für Spitzenleistungen. München 2001

Hauner, H.: Süßigkeitenkonsum aus Sicht der Diabetologie. In: Verbraucherdienst 45 - 3 (2000), S. 386 - 391

Helberg, D./Hamm, M.: Die Fit for Fun Basic-Diät. München 2001

Heller, R. und R.: Healthy for life. New York 1995

Hollmann, W./Hettinger, T.: Sportmedizin. Stuttgart - New York 2000

Journal für die Frau: Powerbook grazing. Das neue Diätwunder. München 2000

Kasper, H.: Ernährungsmedizin und Diätetik. München 2004

Kluthe, R./Kasper, H.: Kohlenhydrate in der Ernährungsmedizin. Suppl. Aktuelle Ernährungsmedizin. Stuttgart 1996

Leeds, A. et al.: The GI Factor. London 1998

Leitzmann, C./Hahn, A.: Vegetarische Ernährung. Stuttgart 1996

Liu, S. et al.: Relation between a diet with high glycemic load and plasma concentrations of high-sensitivity C-reactive protein in middle-aged woman. Am. J. Clin. Nutr. 75: 492 - 498, 2002

Ludwig, D. S.: The glycemic index: physiological mechanisms relating to obesity, diabetes and cardiovascular disease. JAMA 287 (2002) 2414 - 23.

Lutz, W.: Leben ohne Brot. Gräfelfing 1998

Matissek, R. (Hrsg.): Moderne Ernährung heute. Sammelband I. Köln 1999

Montignac, M.: Essen gehen und dabei abnehmen. München 1996

Montignac, M.: Die Montignac-Methode. Offenburg 1999

Pape, D./Schwarz, R./Gillessen, H.: satt schlank gesund - Das Ernährungs-Praxisbuch nach dem Insulinprinzip. Köln 2003

Schrezenmair, J./Fenselau, S.: Prä-metabolisches Syndrom - erkennen und behandeln. In: Ernährungsumschau 44 (1997), Sonderheft S. 22 - 28

Sears, B./Lawren, B.: Das Optimum - Die Sears Diät. München 1999

Simopoulos, A./Robinson, J.: The Omega Plan. New York 1998

Sleamaker, R.: Systematisches Leistungstraining - Schritte zum Erfolg. Aachen 1996

Steward, H. L. et al.: Zucker-Knacker. München 1999

Thomas, B./von Koerber, K. W.: Ernährung ohne Brot? Heidelberg 1983

Weineck, J.: Optimales Training - Leistungsphysiologische Trainingslehre unter besonderer Berücksichtigung des Kinder- und Jugendtrainings. Bahlingen 2002

Willet, W.: Eat, Drink and Be Healthy - The Harvard Medical School Guide to Healthy Eating. New York 2002

Wirth, A.: Adipositas. Berlin 1997

Zintl, F./Eisenhut, A.: Ausdauertraining. Grundlagen, Methoden, Trainingssteuerung. München 2001

Sachregister

Rezeptregister

Bibliografische Information Die Deutsche Bibliothek
Die Deutsche Bibliothek verzeichnet diese Publikation in der Deutschen Nationalbibliografie; detaillierte bibliografische Daten sind im Internet über http://dnb.ddb.de abrufbar.

Wichtiger Hinweis
Die im Buch veröffentlichten Ratschläge wurden von Verfasser und Verlag sorgfältig erarbeitet und geprüft. Eine Garantie kann dennoch nicht übernommen werden. Ebenso ist die Haftung des Verfassers bzw. des Verlages und seiner Beauftragten für Personen-, Sach- und Vermögensschäden ausgeschlossen.

Überarbeitete Neuauflage des Titels »Fit, gesund und schlank mit dem GLYX«.

Projektleitung: Kathrin Gritschneder
Redaktion: Annette Barth, Christopher Hammond
Rezepte: Astrid Büscher
Korrektorat: Damla Özbay
Rezeptfotos: Brigitte Sporrer
Food-Styling: Julia Skowronek
Bildredaktion: Sylvie Busche (Ltg.), Margit Schultzke

Bildnachweis:
Umschlagfoto: mauritius-images/SuperStock
Fotos: Corbis/zefa/Creasource S. 4 o., S. 8/Lou Chardonnay S. 13/zefa/sucré sale/M. Roulier S. 41/zefa/Fotostudio FM S. 48; IFA-Bilderteam/IPS S. 4 m., S. 32/Alexandre S. 4 u., S. 50/Kohlhas S. 5 m., S. 17, S. 94; Jahreszeitenverlag/ David Sunshine S. 42; Jump/K. Vey S. 36/Martina Sandkühler S. 139; mauritius-images/age S. 5 u., S. 132/ Pierre Bourrier S. 18/Esplanade S. 23/Photononstop S. 27/Hubatka S. 59/Gilsdorf S. 63/StockImage S. 74; Photodisc S. 150; Stockfood/José Luis Pelegrin S. 55; Superbild/Incolor/Phanie S. 31.

Umschlag: ZERO, München
Layout: Dorothee Griesbeck
Satz: Wilhelm Vornehm, München
Herstellung: Dagmar Guhl
Reproduktion: Repro Ludwig, A-Zell am See
Druck und Bindung: Uhl, Radolfzell am Bodensee
Printed in Germany

ISBN-13: 978-3-426-64332-7
ISBN-10: 3-426-64332-4

5 4 3 2 1

Bitte besuchen Sie uns im Internet:
www.knaur-ratgeber.de
Weitere Titel aus den Bereichen Gesundheit, Fitness und Wellness finden Sie im Internet unter
www.wohl-fit.de.